# 药师的沟通技能

## 第 3 版

**Bruce A. Berger, BPharm, PhD**

*Professor and Head, Department of Pharmacy Care Systems*

*Harrison School of Pharmacy*

*Auburn University*

*Auburn University, Alabama*

主 译 游一中

译 者 周伟贤 郑小刚 严佳瑾 李晓楠

审 校 钱 卿 薛晓燕

人民卫生出版社

·北 京·

# 版权所有，侵权必究！

## 图书在版编目（CIP）数据

药师的沟通技能 /（美）布鲁斯·伯格
（Bruce A. Berger）主编；游一中主译. — 北京：人
民卫生出版社，2021.3
　　ISBN 978-7-117-30742-0

　　Ⅰ.①药…　Ⅱ.①布…　②游…　Ⅲ.①药剂师–人际
关系学　Ⅳ.①R192.8

　　中国版本图书馆 CIP 数据核字（2020）第 200000 号

| | | |
|---|---|---|
| **人卫智网**　**www.ipmph.com** | 医学教育、学术、考试、健康， | |
| | 购书智慧智能综合服务平台 | |
| **人卫官网**　**www.pmph.com** | 人卫官方资讯发布平台 | |

图字：01-2020-2978 号

### 药师的沟通技能
Yaoshi de Goutong Jineng

---

主　　译：游一中
出版发行：人民卫生出版社（中继线 010-59780011）
地　　址：北京市朝阳区潘家园南里 19 号
邮　　编：100021
E - mail：pmph @ pmph.com
购书热线：010-59787592　010-59787584　010-65264830
印　　刷：三河市博文印刷有限公司
经　　销：新华书店
开　　本：710×1000　1/16　　印张：16
字　　数：238 千字
版　　次：2021 年 3 月第 1 版
印　　次：2021 年 3 月第 1 次印刷
标准书号：ISBN 978-7-117-30742-0
定　　价：56.00 元

打击盗版举报电话：**010-59787491**　**E-mail：WQ @ pmph.com**
质量问题联系电话：010-59787234　**E-mail：zhiliang @ pmph.com**

# 前言

药学服务是药学实践的使命。它要求药师和患者之间建立契约关系，在这种关系中，药师和患者相互交流信息，药师保护患者的隐私，并通过适当的药物治疗来优化患者服务。发展这种关系需要技巧、努力和持续性的服务。本书的宗旨在于帮助药师为患者提供更优质的服务，重点介绍建立契约关系所需的各种交流技巧，从而改善治疗结局。

**第一章** 本章为本书其他部分做铺垫。侧重于介绍药师在提供药学服务方面的道德和伦理责任。此外，本章还讨论了药学服务的内涵、作为一个专业人士所代表的意义，以及药师、药学院、国家药事委员会和药学专业机构在促进专业发展中发挥的作用。

**第二章** 本章讨论了发展各种关系的重要性，以及药师在提供药学服务时与患者（或其他医疗服务人员）建立有效关系的必要性。和谐的关系可以促成积极的治疗结果。

**第三章** 本章介绍面对患者时我们所做出的选择。我们把患者视作真实的人还是物？若我们没有把患者视作真实的人，患者服务意味着什么？为什么会发生这种情况？

**第四章** 本章介绍了倾听与产生共鸣（感知他人的情感，即移情思考或换位思考）的技能。这些技能使我们以关心和尊重的方式回应他人。沟通理解是帮助患者实施治疗计划行之有效的方法。

**第五章** 本章讨论了患者咨询的原则，以及咨询与简单提供信息的不同之处。本章包含一个咨询列表和详细的解释，药师可以利用这张列表对患者进行药物咨询。

**第六章** 即使药师在交流过程中很有技巧，患者或其他医疗服务人员仍然可能会出现愤怒的情绪，并将愤怒发泄到药师身上。本章讨论了如何有效地处理愤怒。为了维持治疗关系，我们需要理解这种强有力的情感，并对其做出适当的反应。

第七章　本章介绍了自信的基本原则和变得自信的技巧，以及自信的、不自信的和富有攻击性的行为之间的区别，并探讨了自信沟通中的权利和责任。

第八章　在与患者的关系中，冲突是不可避免的。只要人们持有不同的价值观，冲突就会发生。我们处理冲突的方式可以促进理解，也可能破坏关系。

第九章　药学服务要求药师实践进行重大改进。通过服药和调整生活方式来控制慢性疾病也需要患者做出改变。本章探讨了改变，以及如何帮助患者为有效控制疾病而做出改变。同时，本章也讨论了阶段变化模型和动机性访谈的应用。

第十章　没有与医生建立成效关系，就无法有效地提供药学服务。本章讨论了当药物治疗出现问题时，如何与医生进行电话交流或面对面沟通。

第十一章　本章探讨支持性沟通。不同的情绪，如愤怒、悲伤和焦虑，有不同的根源。安抚一个愤怒患者的回应方式，可能并不适用于一个得知自己患有慢性疾病时抑郁的患者。如果要使交流充满关爱和富有成效，就需要不同的回应方式。

第十二章　本章总结了各种反应的类型，并介绍了各种反应类型适用的环境。例如药师需要识别什么时候适合给出建议，什么时候不适合给出建议。

第十三章　本章探讨了说服性沟通，描述了说服性沟通的适用条件以及说服性沟通无效的情况。在后者情况下，通常会引起更多的抵触。

第十四章　本章提供了直接性和非直接性语言以及非语言沟通的例子。我们说话的内容和方式都会影响我们的交流，我们是以关爱的态度，还是以漠不关心的态度与患者进行交流非常重要。

第十五章　本章探讨了为不同患者群体提供医疗服务的文化能力需求。美国的种族多样性给药师与不同文化背景的患者的交流带来了新的挑战。

**第十六章** 有些患者存在一些情况，如难以启齿性病症（勃起功能障碍、更年期综合征），种族（文化信仰），社会歧视（艾滋病、生殖器疱疹），情感方面（抑郁症）或身体方面（银屑病）等，本章介绍了如何与此类患者进行有效的沟通。由于这些敏感问题可能会引起患者的羞愧和尴尬，因此需要采用关爱、保密和不加评判的方式与患者沟通。

**第十七章** 本章重点关注患者文化水平限制其理解和处理健康信息的影响，以及由此产生的结果。本章对文化水平和健康素养进行了定义和对比，探讨了问题的普遍性，讨论和演示了沟通策略以确认文化水平问题，并以有效、敏感和关怀的方式解决这些问题。

# 致谢

本书章节，除第十七章（与文化水平有限的患者沟通）外，最初均为发表在《美国药师》上的文章。文章的改编获得了 Jobson 医学信息有限责任公司 Bruce A. Berger 的许可。美国药师协会衷心感谢 Jobson 医学信息有限责任公司和《美国药师》的合作。

# 贡献者

**Amanda K. Diggs, PhD**

Assistant Professor of Speech Communication, Director of Fundamentals of Speech, and Director of Debate and Forensics

Department of Speech and Theatre

Troy State University

Troy, Alabama

**Jan Kavookjian, MBA, PhD**

Assistant Professor, Department of Pharmacy Care Systems

Harrison School of Pharmacy

Auburn University

Auburn University, Alabama

**Kimberly Braxton Lloyd, PharmD**

Associate Professor, Department of Pharmacy Practice Director, Auburn University Pharmaceutical Care Center

Harrison School of Pharmacy

Auburn University

Auburn University, Alabama

**Robert E. Smith, PharmD**

Professor and Head, Department of Pharmacy Practice

Harrison School of Pharmacy

Auburn University

Auburn University, Alabama

# 目录

# 第 一 章

# 关怀、契约、准则和承诺

我们正面临着医疗卫生行业总体上的变革，尤其是药学变革。与五年前相比，药学专业变化迅猛，但许多药师仍是抗拒而不是欣然接受变革。许多药学专业人士始终在推卸责任或谴责他人，而不是去认真思考应该如何发展和前进。

药学将药学服务作为使命，从而更好地应对医疗卫生体系的改革。药学服务要求对药师的传统工作模式进行彻底反思。一些药师常常会将药学服务与患者咨询或疾病管理混淆，但事实上，药学服务与后者相比更为复杂，也面临着更多挑战。

药学服务要求药师承担起预防和解决药物相关问题以及优化药物治疗方案的责任，这意味着药师必须与患者及其他医疗服务人员进行交流合作，从而甄别和解决现实的、潜在的问题。患者离开药房时，药学服务并没有结束。评估、监测、记录服务和进展情况以及随访工作都是药学服务的重要组成部分，评估不仅仅针对患者的身体状态，还包括患者对疾病和治疗计划的理解程度，药学服务也意味着让患者参与治疗的全过程。

此外，药学服务还需要市场营销和管理支持。毫无疑问，药学服务应该是有市场需求（market need）的，但目前为止还没有形成市场刚需（market demand）。患者不知道他们需要药学服务，医生不确定药学服务

---

参考市场营销原理，market need 指用户潜在的市场需求（通过分析判断得出的理论"用户需求"）；market demand 指用户强烈的市场需求（已经存在的实际"用户需求"，即：刚需）。——译者注

的内涵，或者说他们不确定是否应该接纳药学服务；第三方支付者不理解药学服务，或者说他们不确信药学服务是否真会降低医疗成本。美国、加拿大和澳大利亚的药师们讨论药学服务时，大家都有一个共同的理念——无论是从患者角度出发，还是为药师的职业前景考虑，必须将药学工作向药学服务进行转变。大多数药师也认为药学服务应该有市场需求，却还没有形成市场刚需。但很少有药师把创造这种刚需——"推销"药学服务和药学使命当作自己的工作，换句话说，我们在等待别人来宣传推广药学使命。然而只有药师才会真正关心药学行业的发展，所以每个药师都有责任推广药学服务，而且我们必须立即行动起来。

本章节主要探讨药学行业的现状、面临的问题以及一些卓有成效的解决方案。我不想过于悲观，但我相信，如果我们拒绝改变，这个行业中的很多人将无法生存。医疗卫生体系向药学发出了明确信号：简单的药品调配的价值非常有限。事实上，缺乏正确用药指导的药品调配会大大增加医疗保健的费用，这一点无须更多研究来证明。唯一值得探讨的是，我们所说的花费的 750 亿美元、1 000 亿美元或 1 500 亿美元的医疗费用是否是由药品相关的疾病和死亡造成的还有待证实。

医疗卫生系统不会支付任何不能降低成本或改善临床结局的费用。然而，即使药品费用和报销都减少了，许多药师仍然依赖于调配药品工作。个别药师辩解说，除发药以外，他们没有时间做其他事情，而且做其他事情也没有报酬。但是，他们必须花时间去提供药学服务，否则人们为什么要为没有得到的服务付费呢？当然我不是说药师应该放弃发药，而是必须更多地参与到患者的医疗服务中去。

## 重新思考我们的服务标准

前段时间我拿着新处方去了一家药店，一位药师独自一人值班，他不是很忙。药师按处方给我配了药，在包装袋上附了一张说明书，并收取了我的药费。然后他拿出一个带夹写字板，上面夹有一叠分为两栏的横格纸，他指着纸张右边一栏，又将手指移向几个签名后面的一行，说："在这儿签名。"我要求查看一下，当我浏览页面时，我注意到前面所有的签名都在右边一栏。那一栏的顶部用小字写着"我不需要咨询",而左边一栏的顶部写着"我需要咨询"。在我被告知"在这里签名"之前,从来没有人问过我是否需要咨询或是否有其他问题,我从未接受过任何口头咨询。我看着药师说:"你这样做是违法的。更糟糕的是,这是很不道德且缺乏职业素养的。你要求我签署了一份放弃知情同意权的声明,却没有告诉我放弃了什么,只是为了我签名之后你就不必为我提供口头上的药物咨询。我要向州委员会举报你。"

药师吃惊地看着我说:"为什么?你在说什么?这不是我的错。"

"那这是谁的错?"我问道。

他说:"我的地区经理要求我们这样做的。"

我看着他说:"这真是悲哀。你有义务对我负责,而不是对你的地区经理负责。你在这儿是为公众服务的,是来保护我的。药师是特许经营,而不是取得权力。当药师让别人来决定自己的标准时,药师就从真正意义上失去了自己的专业。"

我离开时,他说:"我真不敢相信。"

我不能肯定地说,我在药学实践中会有所不同。我希望这种情况在药学行业只是个例,但显然不是。职责所在,我有义务举报这个药师。监督本职业是我的职责,药师也有义务举报这种行为,因为此类情况不仅将公众置于危险之中,也伤害了我们所有人。

在混乱的变革时期,比如药学行业正在经历的这场变革,个人或者组织的行为方式或决策可能会与他们在较小压力环境下的行为不一致,有时候甚至会以牺牲他们本应服务和保护的对象为代价。面对由混乱的变化所导致的问题时,人们通常会用以下三种方式之一来应对:麻木、责怪他人或者解决问题。

我遇到的这位药师总是去责怪别人,他显然不明白作为一名专业人士这意味着什么,他应该关心身为患者的我,而不是关心让他把别人置于危险之中的经理。责备雇主很容易,但真正的问题在于这位药师。当然,作为一名专业人士据理力争:"凭心而论,我不能要求患者签署这个协议,我不会这么做!",是需要极大勇气的,但这正是我们需要做的:药师应掌握自己的职业标准，而不是由其他人掌握。由于药师供不应求，因此我们有权利说："留下你的签约奖金和租车奖（car leases），我希望每周有 8~16 个小时不受打扰的时间来为患者服务。"

## 我们对患者了解多少？

药学行业发生了什么？我们是如何走到今天的？我们忽略了真正重要的方面：患者。我们要确保使用的药物适合每一位患者，这意味着需要了解我们的患者。患者对疾病及其治疗了解吗？理解多少？患者相信诊断吗？对患者来说，典型的一天是什么样的？患者愿意为他们的疾病承担多大的责任？患者理解被告知的事情以及他们可以做出的选择吗？

当我们在从事药学工作时，我们能够回答这些问题吗？如果答案是否定的，那么我们为什么不知道这些事情呢？我们说药学服务是我们的使命，但它是我们的标准吗？当人们拿出一张处方或者需要治疗某种疾病的信息时，他们可以期望在每家药店都能得到药学服务吗？这个行业能给美国的每一家药店承诺和传递什么？除了医生开的药物，我们还能传递更多的东西给患者吗？答案是否定的。那么，当我们的国家标准仅仅是调配药品时，为什么我们还期望得到更多的报酬呢？很明显，仅有个别药师提供更多的服务，但大多数药师都不会这么做。

作为一名专业人士，我们的行为是否合乎道德和伦理？当患者没有得到关于药物治疗的重要信息时，当我们没有评估患者对疾病和治疗的理解时，我们就把患者置于危险之中。当我们要求患者签署放弃咨询权利的声

---

car leases：国外租车驾驶的驾车人每月付一定的费用给车行，按规定时间（一般三年）把车还给车行，如果没有超过签约的里程，车也没有损伤，就可以得到一定的奖励。——译者注

明，从而规避 OBRA'90[a] 时，我们剥夺了患者知情同意的权利——患者对即将使用或不使用的药物有知情决定的权利，我们再次将患者置于危险之中。我们说没有时间，也没有为此得到报酬（因为许多其他药师也这么做，所以一定没问题），但这些都只是借口而已。

## 关怀

药学服务要求我们与患者建立契约关系，需要我们关心患者并为患者提供服务。美国药师协会（APhA）道德准则的第一条原则就是"药师应尊重患者和药师之间的契约关系"。这是什么意思？为什么它很重要？什么是关怀？什么是契约关系？这些概念与我们的道德准则和职业需求有什么关系？

药学服务的概念是"负责任地提供药物治疗，以达到改善患者生活质量的目的"[1]。根据 Hepler 和 Strand 所述[1]："在授予药师权力或药师承担提供药学服务的职责之前，有四项标准需要考虑。①药师必须具备药剂学和临床药理学的知识和技能；②药师必须能够调动药物分配系统，以执行药物使用决定；③药师必须能够与患者以及其他医疗服务专业人员建立良好的关系；④作为一个现实的问题，药师在社会上必须有足够的数量。"

药学服务要求药师和患者之间建立更紧密的关系，双方都必须提供信息和理解信息，必须以一种非评判性和非威胁性的方式来探讨患者现在或曾经的用药问题。此外，必须根据患者个体需要，而非药师需要来调整合适的药物治疗方案。患者对疾病或治疗的担忧必须以合理化、而非最小化的方式来处理。也就是说，药学服务需要关怀，但是关怀意味着什么呢？

关怀意味着关心他人的需要，把对他人的关心放在首位[2]：当我们真正接受他人时，面对他人的需求和计划，我们常常会感到动力十足。我们

---

[a]1990 年《综合预算调和法》。这项法律包含了医疗补助处方药改革法案，该法案对药物使用审查和患者咨询进行了有关规定——或为医疗补助涵盖的所有门诊处方提供咨询。现在大多数州对所有患者都有这样的咨询要求。

想要帮助他们减轻痛苦，实现并非是我们自己的目标和梦想。这是所有医疗服务人员在真正关怀模式下都会体验到的一种感觉。他们并没有失去自我，依然有着自己的理想、爱和计划，但这种激情和动力暂时被投入到服务他人的需求中去。

Carl Rogers 称之为无条件的积极关注[3]，是爱和接受患者的意愿。药师出现在患者面前时，可减轻患者的恐惧和孤独感，这是与患者产生共鸣的理解在发挥作用。药师都必须问自己："我是否允许自己进入患者的私人世界，探索他们的感受而不妄加评判，并且以郑重而诚实的方式回应他们，让他们知道我在倾听，让他们知道我想提供任何我能够提供的帮助或安慰吗？我能看到患者对自身疾病的独特反应吗？我对患者是否有足够了解，所提供的建议或帮助有用吗？"

Reich 说[4]："关怀意味着担心或关心。关心的意义在于，如果没有什么是重要的和值得担心的，那么道德伦理就不可能存在，任何对道德生活进行系统探究的尝试都会陷入困境，因为道德生活本身就会陷入冷漠。"Reich 的意思是，只有当我关心某件事或某个人时，我才能超越自我的欲望，从而培养自身的道德品质。事实上，这是我们试图教给孩子们的第一课：关心他人，看到并关注自己所做事情的影响，以及自己所做的选择如何影响他人。

伦理和道德取决于对他人利益的关心。事实上，伦理决策包括确定哪些问题在众多问题中是最突出或最重要的（抓主要矛盾），且需要更多关注。例如，你可能会说没有时间（或没有得到报酬）进行药学服务。但是如果一位患者来到你的药店，考虑到患者的既往病史，你知道医生开的药会使患者丧命时，不管你有多忙，不管你有没有报酬，你是否都会去干预？我希望你会。如果药物"只会"让患者失明你会怎么办？不管有没有时间和报酬，你是否还会去干预吗？我也希望你会。如果药物会导致急性腹泻，导致患者在 3 天内住院，你该怎么办？你是否对干预不那么确定了？我希望不是这样的。重点是我们必须确定什么是关怀行为，这里最突出的问题是什么？时间吗？报酬吗？患者承担的风险有多大？为什么我们认为我们有权利去决定患者的危险程度达到多大或者造成什么程度的伤害才需要进行干预？这些都是关怀和关心人类生命价值的问题。专业人士意味着我们所做的不仅仅是为了经济利益，更是为了公众服务。你可能会说这是利他主义，但我认为职业行为的基础就是利他主义。

## 专业

专业人士的特点是什么？如果我们看到一个专业人士，我们怎么去辨别？此时应考虑以下特征：

**专长。**这是长期强化专业训练的结果，独特的专业知识让专业人士有权力做出关于患者的决定，患者将此权限授予专业人员，因为其具有独特的专业知识。同时，患者也认为专业人员将使用这种权力为他们服务，而不是为专业人员自身的需求服务。

**自主。**这包括对决策和工作活动的自我控制，其动机是做什么对患者是正确的，还包括承诺向患者提供足够的信息，使他们能够更好地为自己的利益做出决定。但它并不仅限于提供信息，更是一个支持者的角色，一个赋予患者权力的角色。患者支持不仅是向患者提供信息从而满足患者的知情同意权或自主权，也不仅是满足患者所需，而是在不评估患者对信息理解程度的情况下，给患者提供信息的一种家长式作风，即由医疗服务人员来全权决定。此外，医疗服务人员不应该让患者独自决定如何管理他们的健康，也不能让患者去整理错综复杂的信息，然后决定什么是最好的。这根本行不通，那不是真正的支持，也不会促进患者赋予我们权力。

那么什么是真正的支持呢？根据 Gadow 的说法[5]，存在主义的支持包括与患者一起决定对个人具有独特意义的健康、疾病、痛苦或死亡的经历。Gadow 认为：存在主义的支持所表达的理想是帮助个体，真正行使他们自主决定的自由。所谓"真正"是指一种做出决定的方式，这些决定是个人真正的自主决定，表达了他对自己和这个世界的所有重要看法，表达他完整而复杂的价值观。

为了做到这一点，患者不仅要被告知他们的疾病和治疗方案，还必须给他们充分的机会来表达他们对疾病和治疗方案的理解、信念和价值观，必须给他们时间和鼓励，让他们提出问题和关切，表达他们对自己即将面临的问题的感受。医疗服务人员不会让患者独自决定，他们可以用明智的决定来为患者提供帮助，但是最终所有决定都必须由患者做出。这种支持视患者的自主权高于其他一切人权，这对于赋予患者权力至关重要。

**对职业的认同。** 专业人员以他们的专业为荣，他们希望的不仅是生存，更是所在的行业蓬勃发展。他们对这个行业高标准、严要求，并试图提高这个行业的标准。

**对使命的承诺。** 专业人员致力于他们的事业并且终身学习。为更好地服务患者，他们与时俱进，赢得患者的信任，让患者赋予他们权力。

**道德。** 职业有其内在的道德准则。为什么？因为公众无法确定是否符合专业标准。准则是一个服务和保护大众的书面和公开的承诺，并且与专业人员的专业知识保持一致。但是，如果没有公众的参与，任何职业都没有必要制定道德准则。不寻求这种参与就意味着这个行业自以为清楚什么对公众是最好的，甚至比公众自己更了解这一点，这只是另一种形式的家长作风。为什么具备药物治疗知识的专业人员自认为知道什么对患者的生活是最好的呢？例如，对于患者的家庭生活和日常生活，专业知识并不能使他们了解这一点。

**共同维护标准。** 这意味着专业人员必须致力于自我监督。因为公众常常不知道是否符合标准，所以专业人员必须自我监督，以履行服务和保护公众的承诺。例如，许多患者不知道或不理解 OBRA'90 对药店或药师的要求，一些药师要求患者放弃咨询的权利，但没有告知他们放弃了什么，这可能伤害到患者，当然患者也没有得到服务。知情的药师有义务举报，从而保护患者。

专业精神意味着使用专业知识满足公众需求[6]：专业人员通过树立明确的目标、服务公众的郑重承诺和对职业道德的深刻理解，从而培养对他人的道德责任。这种职业责任感体现在专业人员对待患者和对待彼此的行为方式上。

这就是为什么专业决策不能被时间或金钱左右，也就是说，药师不能以"我没有时间"或"我没有报酬"作为借口，从而忽视对患者的基本职责。我完全赞成专业人员凭借其专业知识获得报酬，其专长是他们必须出售的资本，我只是希望能真正成为一名专业人员，而不要求患者为提供的服务支付费用。这就是利他主义，是专业人员定义的一部分，也是我们成为专业人员愿意承担的风险。

## 契约

回想一下，药学服务需要我们与患者建立一种契约关系。这是什么意思？契约是一种承诺，是一份礼物，是我们对患者的亏欠，我们欠患者什么？我们欠他们我们的专业知识，欠他们足够的时间和精力，让他们了解自己的疾病和治疗方法，并对那些他们不理解或不清楚的事情和选择提出问题。我们欠他们最新的信息和我们可以提供的最高质量标准。我们应该问问自己"上帝是如何进行药学实践的？"以及"上帝会以我这种方式进行药学实践吗？"如果任何一个问题的答案都表明我们离目标还很远，请不要自责，无论任务有多么困难，前方有多少障碍，这让我们开始思考如何达到应该完成的目标，因为这是正确的事情，所以我们必须去完成。

1999年，Kathleen Marie Dixon在美国卫生系统药师领导会议（American Society of Health-System Pharmacists leadership conference）上发表了一篇振奋人心的演讲[7]，她呼吁药师高举美德和道德的火炬。她提醒我们，伦理学家 Philippa Foot 曾说过："有时，一个人成功了，而另一个人失败了，不是因为他们之前的行为有特殊的差异，而是因为他的心在另一个地方；心灵的品性是美德的一部分。"Dixon 接着说，美德理论帮助我们重新全身心投入到工作和自我中去。她指出：激情的火花，也许不是为了现有的行为准则而生，而是为了它可以成为什么而产生。这种对卓越的感知，对美德的洞察，构成了美德理论的基础。这种火花可以在人与人之间迅速传递，引起人们对个人发展的兴趣和渴望，产生新的思维模式和经验，反过来又成为推动专业变革的动力。

Dixon 谈论的主题是做你认为正确的事情。

## 药师职业道德准则

**序言**

药师是帮助个体使药物得到最佳利用的医疗专业人员。该准则由药师编写和支持，旨在公开阐述药师角色和药师职责的基本原则。这些原则建立在道德职责和美德的基础上，目的是引导药师与患者、医疗专业人员和社会人员建立良好的关系。

1. 药师尊重患者与药师之间的契约关系。
2. 药师以关怀、同情和保密的行为保障每一位患者的利益。
3. 药师尊重每位患者的自主权和尊严。
4. 药师在职业关系中的行为诚实正直。
5. 药师保持自己的专业能力。
6. 药师尊重同事和其他医疗专业人员的价值观和能力。
7. 药师服务于个人、社区和社会的需求。
8. 药师在分配医疗资源时保持公正。

由美国药师协会成员通过

1994 年 10 月 27 日

## 准则

1994 年，由美国药师协会（American Pharmacetical Association，APhA）牵头、在药学从业人员联合委员会（the Joint Commission of Pharmacy Practitioners）支持下，药学专业提出了一套全新的、截然不同的道德准则。该准则基于 Hepler 和 Strand 提出的药学服务的概念[1]。它需要一定的专业实践水平，要求药师承担更多的责任，同时拥有更多的自主权。Votterro 评论说[8]："药师将进一步接受挑战，展示出可能远远超出当前社会期望的群体和个人行为；这些药师应积极响应新增的专业实践要求，独立自主，并拥抱这一新实践模式下独特的关怀期望。"序言及药师职业道德准则 8 项原则见上文，准则全文可查询网址 www.pharmacist.com[9]。

第一条原则"药师尊重患者与药师之间的契约关系"提出的同样又是契约问题。我们对待这个问题是认真的吗？这是一个极其重要的声明，它对药师的要求极其严格，需要药师对美德和服务患者做出承诺。我们准备好了吗？还是我们只是名义上有一个准则——听上去很美好但其实我们不打算去执行？或者是时候真正挑战一下自我，扪心自问，我们如何才能做到这一点？我们应如何实现我们的准则？如果我们还没有准备好，需要采取什么行动才能达到目标？

## 标准

为了进步，我们必须着眼于标准。药学的标准是什么？当患者走进一家药店配药时，我们能向他们承诺什么？药师是否为每一位拿着新处方的患者提供口头咨询？药师是否向所有患者提供书面的用药信息？在这两种情况下，答案都是否定的。我们通常擅长严格按处方配药，但不幸的是，医生的医嘱并不总是适合患者。

许多为患者提供用药咨询的药师，不仅需要质疑医生开具的药物治疗方案的合理性，而且在必要时会代替患者修改药物治疗方案。然而，要使这成为一种标准，所有的药师每次都必须这样做才能实现。这就是实践的标准。我们惊讶地发现调配药物的报酬（而且往往不是很丰厚）成为我们仅有的标准，但是采取了更高标准的药师得到的不应仅仅只是配药的报酬。

那么，我们如何制定标准呢？一种方法是回顾我们所知道的。研究告诉我们产生积极的药物治疗效果必须做到哪些工作。为了达到药物治疗的最佳效果，患者必须：

**了解诊断。**患者了解诊断和治疗吗？患者知道自己需要做什么吗？患者相信自己能做到吗？

**关心他们的健康。**患者关心他们的健康状况是否有所好转吗？患者想要预防疾病吗？

**正确评估诊断的潜在影响。**患者是否了解如果他们恰当或不恰当地治疗疾病将会发生什么吗？

**相信治疗方案的有效性。**患者认为药物会有预期的效果吗？患者了解药物的实际作用吗？患者如何知道药物是否有效？

**找到一种不比疾病本身更为麻烦的用药方法。**有些疾病比治疗的"感觉"更好。例如，高血压患者一开始服药时往往感觉更糟，他们知道这是可能会发生的吗？他们知道这通常是短暂的吗？如果这种情况在一段时间后依然没有改变，他们知道该怎么做吗？患者是否知道药物需要多长时间才能达到预期效果，效果是什么？如果有必要，如何监测（如通过测量血压或峰值流量）？

**药师评估患者的准备情况。**大量的文献研究表明患者准备管理他们的疾病和管理疾病所必需的自我管理行为之间存在差异。不同的准备阶段需要不同的策略。我们是否对患者进行适当评估，以便采取适当的干预措施？

符合这些标准的患者可能会坚持（依从）他们的药物治疗方案。因此，如果药师要对患者的健康结果产生实质性影响，我们的实践标准必须包括解决这些问题的方法。我们向患者传递信息的方式是我们标准的一部分。例如，我们如何告诉患者"bid"是什么意思？是告诉他们这意味着大约间隔 12 个小时，然后根据他们的日常习惯调整给药时间，还是告诉他们每天服药 2 次，然后希望他们明白我们的意思？"pc 和 hs"是什么意思？对于一天吃六餐（少食多餐）的糖尿病患者来说，这是什么意思？我们真的想让他一天吃七次药吗？如何传递信息应该成为我们标准的一部分，因为它会影响治疗结果。

## 做出转变：一些假设

在进一步深入讨论之前，我们有必要陈述一些基本假设：

- 药学服务是药学实践的使命，它包括通过合适的药物治疗方案来优化治疗结果。
- 药学服务是有市场需求的，药师必须创造这种需求。
- 大多数药师都希望能提供药学服务，但很难想象药师在只专注于配药的环境中如何做到这一点。

■ 提供药学服务将降低总的医疗成本（或至少在不增加医疗总成本的情况下提高患者的生活质量）。

■ 在各种工作环境中，所有药师都需要极大的勇气来要求我们的职业标准不被妥协。什么是勇气？它是寻找正确答案的意愿。根据Dixon 的说法[7]："什么带来了正确的答案？是对正义和务实的实践，是真正的寻找。困难的是要把注意力集中在真实的情况上，而不是把注意力集中在我们自己的需求或防备心理上。"

■ 药师不必担心他们会因为维护法律或提高标准而失去工作。

■ 药师必须停止把自己的问题归咎于别人。当人们处在非常时期或困难的处境下，他们必须做好的、正确的或道德的选择，而不是妥协，这需要极大的勇气。否则，他们必须变得麻木或者责备某人某事，以逃避放弃他们坚信的正义所带来的痛苦。长期以来，药师一直处于一种必须做出选择的困难境地，但他们往往选择了权宜之计。勇敢往往意味着痛苦和孤独。然而，做我们内心深处认为错误的事情终将伤害我们的灵魂，需要付出更高的代价。那么，是时候停止这样做了。

■ 我们坚信，除了药师以外，没有人会关心我们行业的生存和发展。

■ 这一转变需要很多不同团体的共同努力，包括药师、药学院及其全体教师、药学专业学生、州药事委员会、继续教育的提供者，以及州和国家药学协会。

## 药师能做什么？

让我们从药师需要做什么开始阐述。首先，我们必须认识到，无论什么时候，当专业内成员允许其他人决定其专业标准时，从某种意义上来说，他们也就不再是专业人员了。当药师的职业道德准则受到损害时，药师必须勇敢地站出来指出错误。这意味着什么？这意味着不管你有多忙，都要积极地为患者提供咨询，意味着至少要对患者进行评估，确保医生所开的药物适合他们，确保他们了解自己的疾病及其治疗方法，并解决他们的疑问或担忧。

你说这不可能。因为患者不想等，他们会去另一家药店。很多患者会给公司办公室打电话，抱怨等待时间很长，你也可能会因此被解雇。或者，好的结果是，患者将第一次看到药师的价值，并愿意等待且为此买单（我们知道，患者总是说他们想要知道药师的价值在哪里）。

有些患者会离开，去那些既便宜又快捷的地方。有些患者会打电话到公司办公室抱怨。但是我们害怕什么呢？我们真的认为有人会因为提高或坚持标准而解雇药师吗？如果药师真的因此被解雇了，我认为他有理由起诉这个公司。

最重要的是，应该是由我们，而不是由其他人来建立自己的标准。当然，很少有人有足够的勇气这样做。Jesse Vivian 是一位药师兼律师，他表示非常希望有机会能为任何因坚持或提高标准而被解雇的药师辩护。

**从小事做起。** 我要求你每个月在药店里找出一名患者，如没有得到很好控制的哮喘或糖尿病患者，为其提供高水平的服务。你可能需要早到 20 分钟，或者晚下班 20 分钟，将你所提供的服务记录在案，并在征得患者同意的情况下，向患者的主治医生、患者、患者的老板以及第三方支付人提供这些记录，并给付款人邮寄你的服务发票。患者的医生需要知道镇上有一家药店可以提供此类服务，这可能是一个很好的转诊来源。

当你准备好后就开始推广这项服务。给全科医生（general practitioners，GPs）和家庭医生（family practitioners，FPs）的信息应该是"如果我们共同合作来控制好 X 女士的糖尿病（举例），你就能留住这位患者"。换句话说，全科医生或家庭医生不会失去这位患者，即把患者转给专家，比如内分泌科专家或呼吸科专家。此外，许多药师报告说他们现在已经请医生为药学服务开处方。例如，医生下达了一份糖尿病教育和监测的医嘱，这个医嘱单会附在文件和给第三方付款人的发票上，作为服务凭据。

患者应该得到一份文件副本，这样患者就知道你做了什么。患者雇主也应该得到一份副本，因为在美国，最终是雇主要为医疗费用买单。此外，这充分说明了当地药师可以提供的服务水平，雇主可以利用这些信息来决定是选择当地药店还是邮购服务。

试想一下，美国大约有 15 万名执业药师。如果每月有三分之一的执业药师为一名慢性疾病患者提供药学服务，并提交要求补偿的文件，那么整个行业就会向第三方提供 5 万多份证据，因此这不是一种孤立的执业方式。我们的标准将会提高，专业人员在协商为患者提供服务的补偿时将更具优势。一开始，每个人都会得到报酬吗？可能不会。有人得到过吗？答案是一些人已经获得了报酬。要了解他们是谁，可访问奥本大学 Harrison 药学院的网站，并从"创新"一栏中选择一个类别（http://pharmacy. auburn.edu/pcs/innovat/innovat.htm ）。

每一个成功的创新实践者都是从改变自己在一名患者身上的实践开始的。成功的创新者都会告诉你同样的事情：促使他们继续前进的不是金钱，而是他们自己的感受，他们感受到所做的事对于他们服务的患者而言是有价值、有意义的，他们回家时知道自己帮助了别人。

如果你得到了报酬，你该怎么办？你可以在 Auburn 或 APhA 上告诉我们，我们会把你放在我们的网站上，把你的成功案例写在你当地或州的药学杂志或时事新闻上，并分享你学到的东西，这样其他人就可以效仿你。

如果你是一家药店的聘任药师，请向你的地区经理提出申请，确定一个或几个你可以紧密合作的患者作为试点。一开始你可能要付出时间，但是要让公司知道，如果患者或第三方机构愿意支付报酬，你愿意与公司分享。通过更高的补偿或更多的帮助（如人员、技术），你就可以扩大和发展你正在做的事情。

**培养耐心的承诺**。几年前，Folgers 告诉消费者 Folgers 咖啡是"山地种植"的，因而卖出了价值数百万美元的咖啡。当然，这是事实，但是市场上其他所有高品质的咖啡也都是山地种植的。Folgers 只是拿咖啡的一个事实和它的品质属性相结合，让消费者相信山地种植的 Folgers 咖啡是最好的，这种宣传卓有成效。

这和药店有什么关系？你每天为你的患者做了很多事情，你也认为这些都是理所当然的。但你的患者往往不会为此心怀感激，因为他们根本不知道你为他们做了什么。例如，你能确保发出的药品没有过期吗？是正确的数量和剂量吗？它不会因为与其他药物产生相互作用或者因为患者可能患有的疾病而出现问题吗？您是否在每次调配新的处方时都向患者提供一系列信息（口头或其他方式），包括药物名称、药效、使用说明、注意事项、主要副作用等？

为了培养耐心的承诺，每次患者来药店配药时，你可以把你所做的或所提供的一切服务列一个清单。其中包括我已经列出的所有事情和每次你做的其他事情。不要承诺你没有做过的事情，还可以列出根据患者需求提供的其他服务。每当患者拿出新处方时，把你的单子递给患者并说："我不知道镇上其他药店是怎么做的，但每次你拿新处方来配药时，我都会为你这么做（牢记"山地种植"），如果你有任何问题，请告诉我。"

**创造服务的需求。**你会怎么做？下次当一个患者拿着治疗高血压的新处方走进来的时候，看着这位患者，然后说：

"史密斯先生，您有高血压。我想确保这种药能降低您的血压，使您不会有卒中或心脏病发作的风险，判断您应用的药物是否真正有效的唯一方法是监测您的血压。您根本感觉不到自己的血压是高还是低，只能每 3～6 个月去看一次医生，我不想等那么久再来确定您的药物是否有效。我可以给您提供血压监测设备，教您如何使用，我们有多种型号出售。或者，我们提供血压监测服务，每月收费 X 美元。您可以按照您的意愿来随访，但每周至少一次，我会记录追踪您的血压，每两周把您的血压数据发给您的医生，这样我们就可以一起努力，让您尽可能保持健康。请问您更倾向于选择哪一种？"

患者最坏能说什么？"我两个都不想要"。但至少你已经提供了他需要的服务，也表达了你的关心。而这仅需要 45 秒。如果你所在的州允许的话，你也可以为哮喘患者或糖尿病患者提供同样的服务。比如发展中草药治疗咨询服务。如果人们愿意在健康食品商店花费数百美元，那么他们为什么不愿意花钱让你用系统、科学的方式评估他们的营养和保健品需求呢？还有谁比药师更适合做这样的工作呢？你又有什么损失呢？

**重新评估你的实践。**这意味着重新审视一切：环境、流程、技术、产品、职责分配等。你在做的工作是技术人员能做的吗？你在销售与医疗保健无关的，事实上可能是有损健康的（如烟草产品、啤酒、葡萄酒）产品或服务吗？关于你所从事的行业，你向消费者传达了什么信息？你的患者需要和想要什么？你最后一次问他们是什么时候？你所在地区的医生需要和想要什么？你是否曾与医生合作推广新服务？你是否和你所在地区的医生讨论过你希望提供的服务？你问过他们需要什么样的服务吗？你试过在当地医学协会会议上发言吗？你有没有尝试在当地 PTA 会议上讨论过季节性服务之类的事情？

**跳出思维定式。**不要把你的实践或你所做的事情（包括咨询和其他服务）局限在一点上。如果患者需要服务，可以上门服务或电话咨询。咨询可以通过电话进行。学会创造性地思考患者需要什么以及如何提供服务。你从事过电子商务吗？你有网站吗？你用它做什么？你的患者知道吗？如何通过网络帮助他们？线上线下都提供服务吗，还是只提供其中的一种？你知道这些是什么意思吗？如果不知道，你需要专家更多的帮助。

**提升或更新你的技能。**参加你所在州和国家药学协会、药学院或其他组织提供的认证课程。成为糖尿病或哮喘等疾病的专家。提供疾病管理支持相关的服务并收取费用。成为一名戒烟专家。走出去，在任何能激发你热情并促进更高服务标准的地方寻求专业知识。例如，当你接受疾病管理方面的额外培训时，要与接受过培训的其他人保持联系，以便与他们分享成功的经验和问题。在结束培训之前，确保有人通过电子邮件建立了一个工作群。这样，所有人都可以保持联系，并询问对方如何解决方案实施、患者接受、付款等方面的问题。没有其他人的支持一直是提供新服务的一个障碍。

**开发指导网站。**在你所在的州内开发创新实践的网站，并将这些网站用作指导或培训学员的站点。如果你的网站隶属其中之一，则可以向其他药师收取学员培训费用。

## 药学院能做什么？

最重要的是要明白，药学服务要求培养药师解决问题的技巧和能力。药师必须能够预见、预防和解决与药物有关的问题；与患者合作，优先处理首要问题；制订包括替代方案的行动计划（包含非药物治疗）；并向患者、医生和第三方证明这些替代方案的合理性。这需要学生不仅掌握配药技能，还必须尽早接触患者服务，并贯穿其药学学习的全过程。

此外，还需要不同的教学方法。美国药学教育委员会的认证标准已经明确规定了药学技能的范畴以及对新的教学方法和评估技术的需求，但是和其他面临变革的人一样，有些教师不愿意接受这些变化。

人们以学术自由的名义，为"我想要教什么"和"我想要怎么教"的权利争论不休。当然，这根本不是学术自由的含义。课程和课程目标是由全体教师，而非个别教师决定的。教师有学术自由去选择支持教学目标的方式或方法。如果教学方法不支持课程目标，也不允许教师以学术自由的借口按照他们更喜欢的方式进行授课。例如，一次讲课并不足以达到"学生应能表现出关怀和理解"的目标，因为这一目标要求学生必须通过角色扮演以及团队合作等积极主动地参与，而不是被动参与。为了让学生证明他们有能力识别和优先处理与药品有关的问题及其解决方案，需要更多的课程。因此，提供药学服务需要教师采用不同的教学方法，如问题导向的学习和团队合作。若不能做到这一点，则无法达到既定目标。

另外，药学院需要重新审视招生标准。我们需要衡量的不仅仅是药学学科的平均学分绩点（GPA），更有关于学生的沟通能力和性格特征（如外向性格和内向性格）的指标或经验证的量表。药学院应进行一些面试，从而评估关怀技能（或意愿）、申请人为了解职业变化所做的研究以及申请人解决问题的能力。我们需要吸引那些不仅仅是通过一门课，而是能做更多事情的人来从事这一职业，需要那些懂得关心他人的人加入我们。随着职业的变化和药师工作越来越为公众所了解，药学院的招生筛选将变得更加容易。

几年前，我和一个同事做了一项关于药学专业学生与护理专业学生的沟通恐惧和害羞的对比研究，发现五分之一到四分之一的药学专业学生对沟通非常担忧，三分之一的药学学生很害羞，这些数字均高于大众平均水平。护理专业只有七分之一的学生对沟通有严重的忧虑，只有十分之一多一点的学生对沟通比较害羞。为什么护理专业的学生不像药学专业学生以及其他人那样对沟通害怕和害羞呢？很明显，进入护理行业的人必须直接参与患者护理，接触患者，与患者一对一交谈，等等。在社区药店，药师与患者之间保持着一定的距离，这可能会吸引那些想从事医疗行业但又不喜欢交际的人。但随着药师对患者的药学服务越来越多，这一职业将吸引那些不那么恐惧交流和害羞的人。

　　学校应该更加注重培养学生的专业态度和行为。这不是变魔术，而是需要实实在在的工作。成为一名专业人士是一个社会化的过程。我们希望我们的学生表现得像专业人士一样，并且成为专业人士。由于目前没有正式的流程来确保这种情况的发生，因此我们需要确定我们期望的态度和行为，以及为什么这些态度和行为是必要和重要的，然后建立适当的结构体系，以确保顺利进行。令人反感的是，我们的学生以优异的成绩毕业，但他们却对患者的遭遇漠不关心。我们已经采取一些措施来解决这个问题：建立荣誉准则，设立专业发展委员会，对新生进行培训以及药学实践经历。虽然以后还有很长的路要走，但我们取得了一定的进展。

　　药学服务需要关怀。我们需要教会学生关爱患者以及应当具备的相应的技能，需要改变他们对患者的看法。如果等他们在校的最后一年才让他们接触患者，那就太晚了，能积累的经验也会非常少。学生入学的那天，他们就被分配给一位患者，同时被分配给两名教师和一个小组，小组中包括我们专业课程的一年级、二年级和三年级学生（四年级学生正在轮修）。教员、导师和所有学生每周开会讨论在患者以及有关任何实际的或潜在的问题中我们需要承担的责任。我们所有人都要对所有患者负责。学生指导学生，教师指导学生。这些活动包括写信给医生（得到患者的许可）来解决与药物有关的问题。要继续发展这些药学实践经历还有很多工作要做，但我们让学生接触患者服务，让学生从一开始就承担起药物相关问题的责任是正确的。如果学生因为还没有学习而不懂如何处理，他们可以问高年级的学生，或者被指派去进行调查并向小组汇报。不知道并非是拒绝承担责任的借口。当学生实践的时候，虽然他们不可能了解所有的事情，但却能知道去哪里寻找答案。

最后，学校应尽可能地让学生参与实践。我们需要与药学从业人员一起开发实践场所，需要更多研究来证明药学服务和继续教育的价值。许多学校正在开发（或已经开发）校外药学博士课程和疾病管理认证课程。然而，如前所述，我们还需要帮助建立和发展网络，使这些新培训的个人与大家保持联系，分享成功经验和咨询问题。

## 州药事委员会能做什么？

药学行业里的每个人都必须批判性地评价关于把药学服务纳入所有药学实践中我们所做的贡献。我们必须诚实地面对自己的责任，诚实地审视我们自己。药学从业人员必须这样做，药学院必须这样做，州药事委员会也必须这样做。

州药事委员会的存在是为了执行管理药学实践的法律，是为了保护消费者，而不是药师。这个国家仍然有太多的药店，要么无视 OBRA'90，要么以不道德的方式向患者提供咨询。这些行为将消费者置于危险之中。仅仅对患者说"在这里签字"或"你有什么问题吗"，并表现得好像已经履行了我们的专业、法律责任和道德义务。患者常常不知道该问什么或者他们在签署什么。州药事委员会知道这些做法的存在，然而，有时却不采取任何行动。虽然许多州药事委员会人手不足，使其工作开展困难，但却不能允许这种不道德的行为继续下去，这会伤害所有人，会降低我们的标准，使药学行业难以得到充分的认可，也难以获得提供服务所应得的报酬。

## 州和国家药学协会能做什么？

州和国家药学协会必须继续为药师提供有魄力的领导和高质量的继续教育。协会必须继续宣传那些改变执业方式和提供高质量药学服务的模范从业者，但他们也必须对协会成员坦诚相待，并有勇气指出对消费者和药学从业者的有害行为。州和国家药学协会一直不愿意讨论许多与药师有关的 OBRA'90 行为。对所有从事药学工作的人来说，让患者放弃咨询的权利必须是不可接受的。州和国家药学协会必须对此展开对话，我们不应该回避这些问题，道德行为需要被公开地探索和讨论。

州和国家药学协会一直在提供继续教育项目方面发挥领导作用，包括在年度会议上提供继续教育项目和发展疾病管理项目。我提议各协会考虑下列几点：

- 大多数主题的短期项目（1～2 小时）不能产生明显的变化和对主题的认识。可以考虑采用时间更长的项目模块、交互式研讨会和多个分组会议来加强学习。若无太多互动，仅开展 1～2 小时的讲座，并不会让人们学会提供药学服务所需要的解决问题的技能。

- 研究表明，药师在提供药学服务方面准备程度不同[10]。继续教育项目需要根据从业人员的准备情况量身定制。大多数继续教育项目假设人们已经准备好采取行动，但实际情况并非如此。一些人已经准备好了，而另一些人需要更多的信息来理解概念和克服障碍。随着越来越多的药师开始提供药学服务，我们希望了解促进或阻碍从业者提供药学服务的阶段性因素。通过这种方式，继续教育项目可以从不同方面来满足个体需求。采用这种方式，项目可能会更有成效。

- 考虑放弃"名人"演讲，请他们演讲的费用很高，却很少能满足从业者的需求。我厌倦于参加全国药学协会会议，厌倦于听职业运动员和教练来"激励"我。有多少人会因为 Joe Theismann、Bubba Smith 或 Bobby Knight 的演讲而去参加全国药学协会会议？他们的演讲费可以更好地用于药师的继续教育和专业发展。这些演讲者通常会得到大型制药公司的支持，但我们更希望在帮助药师对改善患者依从性和临床结果产生积极的影响的项目上得到支持。我向各州和国家药学协会提出倡议，询问他们是否需要更有针对性的计划，以帮助他们在患者服务方面取得更大的进展（同时获得补偿），而不是让 John Elway 花 1 个小时告诉我们他是如何赢得超级杯冠军的。

- 考虑使用征求意见书（RFPs）来吸引演讲者和高质量的项目。会员及项目委员会必须为每项继续教育项目制订目标。在会议开始前公布每次会议的目标，并邀请他人提交一份建议书和预算表，其中必须描述精确的计划以及如何实现目标。个人资格认证也应包含在内。不能考虑那些声称在 1 个小时授课过程中即可让听众参与解决问题的演讲，此方法与目标不符。这一竞争过程将提高继续教育的质量并使其更具创新性。最重要的是，它将更有可能满足药学从业者的需求。在未来 RFPs 中，没有达到规定目标的演讲者或不被考虑。

## 总结

在这一章中，我们讨论了关怀、契约、准则以及它们与药学服务的关系。我必须明确我们需要做些什么来推进药学服务发展，并使之成为我们的标准，而不仅仅是我们的任务。这需要所有从业人员的承诺，我们每个人都必须扪心自问，我们能做什么贡献，我们是否在尽我们所能。我们必须批判性地评估我们在推动药学和药学服务发展中所做的工作，以及我们是否阻碍了药学服务的发展。我希望这一章将会激发人们的反思和讨论，从而推动我们专业向前发展。若这一切能实现，患者将会受益匪浅。

### 问题与思考

1. 为什么药学服务没有像药学行业所期待的那样迅速发展起来？
2. 怎样理解"药学服务应该是有需求的，但不是主动的要求"？如何创造这种要求？
3. 你现在能做什么来促进药学服务的发展？
4. 关怀意味着什么？
5. 为什么用"契约"这个词来描述药师和患者之间的关系？
6. 患者自主权和存在主义的支持之间的关系是什么？两者有何不同？

# 参考文献

[1] HEPLER C D, STRAND L M. Opportunities and responsibilities in pharmaceutical care. Am J Pharm Educ，1989，53(winter suppl):7S-15S.

[2] NODDINGS N. Caring and continuity in education.Scand J Educ Res，1991,35(1): 3-12.

[3] ROGERS C R. A way of being. Boston: Houghton Mifflin Co, 1980.

[4] REICH W T. What care can mean for pharmaceutical ethics. J Pharm Teach, 1996, 5(1,2):1-17.

[5] GADOW S. Existential advocacy: philosophical foundation of nursing. In: SPICKER S F, GADOW S, et al. Nursing: Images and Ideals. New York: Springer Publishing Co，1990:79-101.

[6] BUERKI R A, VOTTERRO L D.Ethical responsibility in pharmacy practice. Madison, Wis: American Institute of the History of Pharmacy，1994.

[7] DIXON K M. The challenge of moral leadership. Presented at: American Society of Health-System Pharmacists Fourth Annual Leadership Conference on Pharmacy Practice Management. [2020-09-10].Dallas, Tex.

[8] VOTTERRO L D. The 1994 code of ethics for pharmacists and pharmaceutical care. J Pharm Teach, 1996, 5(1,2):154.

[9] American Pharmacists Association. Code of ethics for pharmacists. [2020-09-10].www. pharmacist.com.

[10] BERGER B A, GRIMLEY D. Pharmacist readiness for rendering pharmaceutical care. J Am Pharm Assoc, 1997, NS37: 535-542.

# 第 二 章

# 发展关系

　　由于药学服务需要与患者签订伦理契约，因此从定义上讲，患者与药师之间的关系非常重要。本章探讨患者和医疗服务人员之间建立关系的原则。最初的重点将放在患者和药师的关系上，这种关系对提供优质的药学服务至关重要。

## 为什么这种关系很重要？

　　为什么我们要重视与患者建立有效关系？Helper 和 Strand 将药学服务定义为"以改善患者生活质量为明确目标的，提供药物治疗的有责服务"，并称"药学服务提供者必须能够与患者和需要提供药学服务的其他医疗专业人员维持良好的关系[1]"。显而易见，提供药物治疗需要与他人建立高效的合作关系。

　　此外，大量研究表明，患者对医患关系的满意度能够提高患者对治疗方案的依从性。在心理学著作中，"治疗联盟""工作联盟"和"帮助联盟"被用于描述心理咨询师或心理治疗师与患者之间必须存在的重要关系，从而获得积极的疗效。"治疗联盟"的定义是：治疗师和患者在相互尊重、相互信任以及对治疗认真负责的基础上，建立的齐心协力、同舟共济的合作关系[2]。有些研究人员甚至认为，"治疗联盟"是以患者为主的合作关系[3]。联盟关系的密切程度取决于患者和治疗师对心理治疗的目标和任务达成一致的程度。这种想法可以应用于药学服务；如果治疗有效果，那么药师和患者必须针对药物治疗的目标和结果以及所需采取的行动进行协商。"治疗联盟"是预测治疗效果最好的指标[4]，这似乎适用于药学以及心理治疗。

　　为了理解联盟关系的重要性，想象一下：你正以每小时 35 英里的速度开车，突然有人把车停在你面前，你猛踩刹车以免撞上另一辆车。幸运的是，你除了感到明显的不安，并没有发生车祸。你现在有什么感觉？你觉得大多数人在这种情况下会是什么感受？如果你和大多数人一样，除了猛踩刹车，你可能还会靠在喇叭上很长一段时间，咒骂几句，而且非常生气（当我们有一吨重的钢铁保护我们时，我们会变得非常勇敢）。

　　现在，想象同样的事情发生了，但这一次，当你在咆哮时，你意识到另一辆车里的人是你的牧师（部长或者好朋友），这时你会有什么感觉呢？你可能仍然会对刚刚发生的对你生命产生威胁的事情感到后怕，但你现在可能对你愤怒的反应感到有些尴尬。这是为什么呢？为什么当你发现对方是你的熟人，尤其当这个人对你来说比较重要时，你的反应会改变呢？那是因为你和那个人之间存在良好的关系。当一种关系存在时，特别是这种关系建立在某种程度的信任和情感之上时，会发生以下几件事：我们会变得更宽容、更富有同情心、更善解人意，不再很快对他人进行评价，我们的反应也不会那么粗鲁。这对于理解你和患者之间的关系至关重要。

　　当我们与某人没有关联，当对方仅仅被视为一个物体时，我们更有可能做出一些毫无成效的事情。再举一个例子，假设你在百货公司买了一件不适合你的商品，你要求退货，店员告诉你根据公司的规定不允许退货。这时你感到沮丧和愤怒，并向店员表达你的不满。如果这个店员碰巧是你的好朋友，这种情况会有什么不同呢？如果店员是你的朋友，你会更愿意了解百货公司的政策并对此表示理解吗？

　　如果患者把你当成关心他的朋友而不是单纯在药店上班的员工，会有什么好处呢？我相信，患者会更有耐心，更忠诚，更有依从性，更有可能提供给你需要的信息，从而做出更好的治疗决策——就算有错误，患者也会选择谅解你。此外，与患者保持积极关系的药师工作会更有信心，对药学实践更满意。

　　事实上，人类需要与他人建立关系。我们每个人都需要别人的理解和关心。正如 Basch 所说 [5]：“在我们的余生中，虽然我们往往没有意识到这一点，但我们在某种程度上需要与其他人沟通——也就是说，让我们被他人理解，同时也去理解他人，在此过程中感受到关爱、安全、激励和感激——这是我们所有行为的主要动力。"

人和人之间也需要互惠互利。如果我是第一次见到你，我们闲聊了几句，我们都希望给对方留下良好的印象。也就是说，我愿意相信你是一个好人，你也愿意这样来看待我。当这种情况没有发生时，我们会变得焦虑。即使是短暂的邂逅，我们也希望对这种关系感觉良好。值得注意的是，在医疗服务领域，我们没有正常的、互惠的关系，也就是说，我们是为了满足患者的需要而存在的，但他们不是为了满足我们的需要而存在的。

## 心理健康视角

我将从心理健康的角度来讨论人际关系。首先，心理健康与幸福无关。它是关于调整内在紧张而非外在紧张。这意味着自我调整和调整我们的反应方式要比试图改变或纠正他人更容易（也更有用）。这属于对痛苦的恰当管理。生活使我们所有人每天都遭受某种程度的痛苦。当我们的患者发现自己患有慢性疾病时，他们的愤怒、不耐烦或失落感会给我们带来烦恼，我们也会因为对患者不关心和冷漠而使他们感到痛苦。

我们对待痛苦的处理方式决定了我们是否拥有健康的心理和良好的医患关系。我们可以避免痛苦吗？我们可以变得麻木不仁吗？我们的自我防卫增强了吗？还是让我们遭受的痛苦变得具有指导意义，帮助我们解决眼前的问题呢？这是我们一直在做的选择。问题是，我们在多大程度上会以一种产生建设性的、健康的方式，而不是非健康结果的方式，来做出选择呢？

心理健康是有关采用解决问题的沟通方式来处理问题和交流问题。然而，我们应该清楚的是，管理问题或痛苦一部分是对问题承担适当的责任。也就是说，心理健康的人不会忽视他们的问题，不会因为这些问题去责备他人，也不会为解决他人的问题承担责任。他们能够与他人的问题保持距离，这样他们就不会有过重的负担，或被那些不想承担适当责任的人左右。通过保持距离，他们实际上能更好地倾听和表达同情。

在后面的章节中，我将更多地介绍合理的回应和富有成效的关系，此处重点描述其基本原则。

**人们的行为是为了满足他们的需求**。理解这一点很重要，因为它可以帮助你理解人们为什么会有这样的行为。例如，每次一个患者走进你的药店，他都会抱怨，因为这样他会引起别人对他的关注。如果你理解了这一点，你就不需要对抱怨做出反应，只需要接受这个人。你甚至可以给予这位患者一些关注，从而让他不再抱怨。

考虑到他们目前的压力水平和对压力（变化）的反应，人们总是使用最佳的解决问题的策略来满足他们的需求，即使这些策略毫无效果。换句话说，人们做他们知道的事，即使这会给他们带来麻烦。为了改变这种状况，他们必须学会一种新的应对方式。患者需要学习管理疾病的新方法，药师需要学习管理患者的新方法。我希望这本书将帮助你学习到管理药师与患者之间关系的新的、有效的方法。

**感受是真实的**。感受是关于我们如何回应世界的反馈。如果要与他人建立有效的关系，那么必须以一种关心和切实的方式去感同身受。当我们感到恐惧、快乐、愤怒、受伤时，感受会为我们指引方向。感受可能是好的或坏的，可能是对的或错的，它只是一种反馈。我们需要这种反馈，因为我们需要了解我们什么时候感到开心，什么时候受到威胁。心理健康的人承认他们自己的感受，并利用这些感受来了解自己和对外界做出的反应。他们知道什么情况使他们感到紧张，什么情况使他们感到放松、害怕、生气等。这是很重要的信息。

当一种感觉出现的时候，尤其是不舒服的感觉，我们可能会逃避或变得麻木。这种反应很常见，但这样可能会产生问题。例如，如果你切断了手上的神经末梢，然后用那只手去碰一个热火炉，你的手可能会严重烧伤而没有任何感觉。就像我们的神经末梢一样，感受为我们目前的状态提供了重要反馈。这可能会随着时间的推移而改变，但是我们需要这些反馈来决定是否有必要改变。逃避或麻木不仁会让我们错失重要信息，这些信息是关于在不同情形下我们如何做出反应。这会给我们带来麻烦。此外，我们对患者的感受做出回应或接受的能力取决于我们接受自我感受的程度。为了更好地理解这些感受并给我们有用的信息，我们必须能够承受它们，并了解它们给我们传递了什么信息。没有这种意识而做的决定往往是糟糕的。

但是感受从何而来？导致这些感受的原因是什么？随着我们的成长，我们人生中重要的人会教会我们他们认为最重要的东西。因此，我们建立了一套价值观。此外，当我们有某种感受时，其他人回应我们的方式往往决定了我们如何看待自己的感受。最后，我们通过观察成长过程中对我们重要的人来培养我们的反应（感受）。因此，当我们置身于不同的沟通环境中时，我们会根据这些所学到的（价值观）来赋予所说的和所做的意义。然后，我们赋予的意义在我们身上产生了感受。

这就解释了为什么同样的事情对不同的人说，会产生完全不同的情感反应。它还告诉我们，别人不会引起我们的感受。感受是由我们在特定语境中赋予的与他人交流的意义所产生的。

关于感受还有几点。虽然我们的感受并不在我们的意志控制之下，但当感受来临时，我们可以做出选择。有感受并不总是意味着要去表达出来。在某种程度上，承认或证实自己或他人的感受与表达感受会发生混淆，后者并不一定是明智的。例如，表达你的愤怒可能会让你被解雇。你当然会意识到你的愤怒，承认你有权利愤怒，但并不总是意味着要去表达它。当这样做不恰当的时候，你可以选择不表达愤怒。

分辨什么时候表达我们的感受非常有必要，这种分辨能力是区分心理是否健康的标志。延迟满足和实践情绪自我调节的能力是情商的一个标志，是成功人际关系强有力的预测因素[6]。

**虽然患者最终要对自己的用药行为负责，但药师可以对这种行为产生很大的影响。** 理解这一点很重要。我们不能强迫患者服药，也不能代替患者管理他们的疾病。我们所能做的是，创造一种关怀和信任的氛围，激励患者积极管理自己的疾病。

**交流是否恰当仅与交流者的目的有关。** 例如，一位患者生气地对药师说："你和我的医生一样——他在乎的只是赚我的钱！"药师可以选择如何做出回应。如果药师的目的是让患者知道药师已经厌倦了这些抱怨的患者，一个适当的回答是："我已经厌倦了你们这些人抱怨价格，抱怨受到了多么恶劣的对待。现在你从这里滚出去！"然而，如果药师有兴趣让患者知道药师理解患者的沮丧，药师可能会回答："我知道药物可能很贵，我尽量做到价格公正合理。我是不是做了什么引起了你的误解，让你觉得我在利用你？"根据交流的目的，不同的人会有不同的反应，产生不同的结果。

有效交流不是一个不经思索的、不费吹灰之力的过程。这需要努力，需要选择你的交流目的。你想通过交流达到什么目的？再举一个例子，一位患者递上一张处方，生气地说："这不会花很长时间吧？好像我永远都要在这里等待！"你如何回应完全取决于你想通过交流达到的目的。如果你试图向患者证明她并不"总是"要等待，那么认同患者的痛苦和焦急，以及无论患者的情绪或行为如何，你都会选择尊重患者的交流方式。

尊重患者并不一定意味着给她想要的东西（立刻马上给她药物），也不意味着失去对你自己的尊重。重点是你所说的话会产生一定的后果，也需要对此负责。

**不切实际的期望会让人抓狂。**心理健康的标志是人们可以在多大程度上利用环境中的信息数据做出有效决策并解决问题。人们通过反复观察来做出有效的决定。例如，琼斯先生总是光顾你的药店，抱怨价格太高。你问什么东西定价太高，琼斯先生总是说："这里的一切都太贵。"尽管如此，他每次还是会买各种各样的东西。我们能从中得出什么结论？琼斯先生下次进来还会抱怨价格高吗？答案是肯定的。那么，为什么还是很难接受他就是这样的人，需要通过抱怨才能感到自己重要？为什么我们要期待他下次会有所不同，不再抱怨？如果他再次抱怨，为什么会被贴上"难缠的患者"的标签？有些患者对我们来说是麻烦的，因为他们让我们感到不舒服，我们不知道该怎么办——所以我们说患者就是问题所在。

另一个例子，有关不切实际的期望。据《华尔街日报》报道，我经常乘坐的一家航空公司是业内准点率最差的航空公司之一。那么，为什么知道这些准点率记录的人仍然期望他们的航班准时到达机场呢？我的想法是飞机可能会晚点，如果准时的话，我们就该庆祝一下。观察现实（如航班的表现）教会了我，如果我想当天回家，就不要预订最后一班联运航班。

行为的选择意味着调节内在的紧张，调整自己的行程比改变整个航空公司要容易得多，但这并不妨碍我提出改进建议。

不切实际的期望之所以会出现，是因为我们根本不想接受生活是不公平的，它确实会带来痛苦。我们只能决定我们自己想做什么，我们有选择的权利。

## 总结

与患者保持有效的合作关系是提供药学服务所必需的。我们对待与我们有联系的人的反应是不同的，尤其是建立在信任和关心基础上的人。从心理健康的角度来看，心理健康的人会对他们的反应负责。他们知道他们可以选择沟通的目的和自身的行为。

在下面章节中，我们将探讨建立信任所必需的一些技巧。我们将研究倾听和共鸣在与患者建立信任和关爱的关系中所发挥的作用。我们将探索建立更有效的人际关系的关键。

### 问题与思考

1. 什么是"治疗联盟"？它和药学服务有什么关系？

2. 感受是什么？什么引起了我们的感受？

3. 期望是如何影响你与患者的关系的？

4. 心理健康与药师和患者之间的关系有何联系？与药师和其他医疗服务人员之间的关系有何联系？

5. 每次与患者交流的目的是什么？

## 参考文献

[1] HEPLER C D, STRAND L M. Opportunities and responsibilities in pharmaceutical care. Am J Pharm Educ, 1989,53(winter suppl): 7S -15S.

[2] FOREMAN S A, MARMAR C R.Therapist action that addresses initially poor therapeutic alliances in psychotherapy. Am J Psychiatry, 1985, 142: 922-926.

[3] FRIESWYK S H, ALLEN J G, COLSON D B, et al. Therapeutic alliance: its place as a process and outcome variable in dynamic psychotherapy research. J Consult Clin Psychol,1986, 54:32-38.

[4] BORDIN E S. The generalizability of the psychoanalytic concept of the working alliance. Psychother Theory Res Pract, 1979, 16:252-260.

[5] BASCH M F. Empathic understanding: a review of the concept and some theoretical considerations. J Am Psychoanal Assoc, 1983, 31:101-126.

[6] GOLEMAN D. Emotional intelligence. New York: Bantam Book, 1995.

# 第 三 章

# 选择视患者为真实的人

Bruce A. Berger    Robert E. Smith

当我们面对患者时，可以把他们看成是有着不同情绪、期望、渴求、优点和缺点的人，这是积极的反应方式。或者，我们可以把他们看作是不相关的、不重要的、不值得我们帮助的——阻碍我们或帮助我们实现自己目标的"事物"，这是消极的反应方式。我们对积极的反应方式或消极的反应方式的选择决定了我们如何看待他人以及如何回应他人。本章应用"药学故事"来探讨我们选择的方式对患者服务的影响。

汉克是一个药店经理，正在布置柜台：我（汉克）甚至没看到她来。我当时正忙着配药、接电话、检查技师的工作，根本没注意到她。诺尔太太，60 岁，总是抱怨，脾气暴躁，没有人喜欢伺候她。当她进来时，我们都感到害怕，总有些地方不对劲。我不用抬头看就知道她在那儿。这一次，我刚聘请的药师艾米丽接待她，很快就要感受到诺尔太太的愤怒了。我只希望艾米丽不要放弃。

 艾米丽：您好，我能为您效劳吗？

诺尔太太：（生气地把她的新处方扔在柜台上）我不知道，看情况吧，要花多长时间？你是谁？

艾米丽：我是新来的药师，艾米丽·哈里斯。很高兴认识您。（伸出手）我刚来，让我看看要花多长时间。

诺尔太太：不用麻烦了，我看见汉克在后面。喂，汉克，这次你要我等多久？

汉克：我有三位患者在你前面，所以大约需要 20 分钟。今天发生了什么事？

诺尔太太：你在乎的是什么？你只想赚我的钱。花 20 分钟往瓶子里扔几粒药——这太荒谬了。

艾米丽：在我们给您配药时，您愿意先坐下休息一会儿吗？

诺尔太太：为什么？如果我坐下，他可能需要更久。你打算在这里做什么？让汉克多收我的钱吗？

艾米丽：其实，汉克雇我来是帮助患者管理他们的慢性疾病，如糖尿病、哮喘和高血压。我注意到您的药是治疗高血压的。

诺尔太太：怎么了，这和你有关系吗？

艾米丽：您是刚发现有高血压吗？

诺尔太太：你是要问我的病史，还是去给我拿药？

艾米丽：我把处方交给汉克。如果您不介意的话，当他给您配药时，我想和您聊聊您的用药。（把处方交给汉克，他翻了个白眼）

诺尔太太：何必呢？（愤怒地）

艾米丽：您是刚发现有高血压吗？

诺尔太太：不！你真是新来的，不是吗？我吃了一片药，医生说我的血压控制得不够好，所以他今天给我开了这个。这不是很好吗？（讽刺地）

艾米丽：我知道您发现血压高时一定很沮丧。

诺尔太太：真的把我吓到了。我不想中风。

艾米丽：我也不希望那样。

诺尔太太：为什么？那样的话你就赚不到我的钱了。

艾米丽：诺尔太太，对我来说，让我的患者尽可能地正确服用药物是非常重要的。我不希望您发生任何事，我也不希望您吃没用的药。如果需要的话，我宁愿您少吃点药，少花点钱。

诺尔太太：是的，没错。

艾米丽：让我给您介绍一下布朗医生给您的这种新药物。这个药物的名称是……

诺尔太太：（打断）等他配好药，把说明书放进袋子里。我读一下说明书就可以，如果有什么问题，我会打电话的。

艾米丽：正如我说的，诺尔太太，我想确保您从所用的药物中有最大获益，我不介意现在花点时间。

诺尔太太：没关系，把说明书放在袋子里就行了。

艾米丽：好的，如果您有任何问题，请一定打电话给我。汉克应该在几分钟内就给您配好药。顺便说一下，诺尔太太，您定期测血压吗？

诺尔太太：每六个月去一次医生办公室。

艾米丽：我希望您能考虑经常测量，这是唯一能确保您的药物起作用的方法。我们有血压袖带，我可以教您如何使用，或者我们在药店可以随时测量您的血压。每两周我们会把您的测量结果告诉您的医生。

诺尔太太：汉克把你训练得很好（说话的音量足够让汉克听到）。这只是另一个骗钱的招数。

艾米丽：我很抱歉您是这么认为的。我真的觉得对我的患者来说，定期监测血压很重要，我希望您能考虑一下。

诺尔太太：当然可以，亲爱的。（居高临下）只要告诉汉克把我的药给我就行了。

艾米丽：没问题。很高兴见到您，诺尔太太。祝您今天愉快。

诺尔太太：当然。（翻了个白眼）

几分钟后，汉克把她的药递给了诺尔太太，她抱怨了一番，然后离开了。汉克回到药店，对艾米丽说：

汉克：我搞不明白你。

艾米丽：你是什么意思？

汉克：她对你那么不友好，你为什么对她这么好？

艾米丽：所以，你认为我应该只向对我好的人表现出友善和关心？

汉克：好吧，不完全是，但她就是个爱发牢骚的人！

艾米丽：她不相信别人，真令人伤心。

汉克：嗯？伤心？这是彻底让人气愤。我对她做了什么？

艾米丽：我不知道。因为我刚认识她，我知道我什么都没做，但她仍然不信任我。

汉克：你不觉得困扰吗？

艾米丽：这让我很难过。相信没有人可以信任是一种可怕的感觉。

汉克：这让我很恼火。我没有对她做任何事。我所做的一切都是为了帮助她，而她却总是抱怨一切事情。

艾米丽：所以你觉得受到了打击。

汉克：没错。我不明白你为什么不觉得受打击。

艾米丽：我知道她的反应与我无关。我不想做一个受害者，像其他人那样生气或沮丧。

汉克：所以，你是说我是受害者？

艾米丽：汉克，这是我所知道的。我读了一本非常棒的书叫《领导力和自我欺骗》[1]，出自 Arbinger 研究所。我被内容深深吸引了，于是我又回去读了另一本书《让我们自由的关系》[2]，作者是 Arbinger 的创始人 C.Terry Warner。这些书改变了我的世界观。简而言之，他们是这么说的，我们可以选择两种方式中的一种来回应他人，Arbinger 称其为积极的反应方式和消极的反应方式。以积极的反应方式回应就是以人为本，我们敞开心扉并积极回应他们的关切。我们看到他们的痛苦、失望、快乐、幸福……甚至是他们的不信任。以消极的反应方式回应就是我们把人看作物体。我们抗拒现实，认为他们不那么重要，不那么相关，不那么真实，或者是一种威胁。以消极的反应方式回应时，人们是无关紧要的，或者把他们当作障碍（对我们造成威胁），或者是我们的工具（按照我们的吩咐做事）。在这种情况下，我们只关注我们自己，眼里看不到其他人。

汉克：你是说，我是以一种消极、抵抗的反应方式对待诺尔太太的？

艾米丽：汉克，你仔细想想，重点是我们选择了自己的为人处世之道，这比我们外在的行为更深刻。你还想继续听吗？

汉克：是的，你让我产生了兴趣——疑惑，但很感兴趣。

艾米丽：根据哲学家 Martin Buber 的著作[3]，我们总是与人们保持着密切的联系。我们是谁，我们的"我"，不是一个单独的"我"，"我"

总是与他人保持着联系。

汉克：你把我搞糊涂了。

艾米丽：看看这个是否有用。当我们选择积极的反应方式时，我们以Buber所说的"我—你"的方式与人们联系在一起。在消极的反应方式中，我们的联系是"我—它"的方式。另一个人对我们来说不再是真实的。如果这种情况发生，我们必须无视这样一个事实：尽管我们可能不喜欢他们的行为方式，但人毕竟是人，而不是物体。

汉克：我想我明白你的意思了。我们总是与他人保持着联系，总是在选择我们的反应方式，这决定了我们如何看待另一个人。人不是物体，而是我们如何看待他们。

艾米丽：完全正确！汉克，我有个问题要问你，什么时候"人"不是一个人？

汉克：艾米丽，这是脑筋急转弯吗？一个人就是一个人啊。

艾米丽：没错！尽管"人"总是人，但对我们来说他们可以变成物体。但是，事实上，他们变成物体了吗？

汉克：越来越深奥了。但是，不，这只是我们看待他们的方式。

艾米丽：完全正确！这是我们看待他们的方式。他们一直是"人"。我们可能不喜欢他们所做的，他们可能不会做我们希望他们做的事情。他们现在可能看起来不重要。但他们仍然是人……汉克，你脸色有点苍白。

汉克：我有点吃惊。我想你是说诺尔太太的问题出在我身上，我拒绝把她看作一个人。

艾米丽：很有见地，汉克。Warner和Arbinger称之为自我背叛或自我欺骗。当我们没有做我们知道是正确的事情，或者当我们做了一些我们不知道是否正确的事情时，就会出现这种情况。我们背叛了自己。当我们甚至不知道是我们有问题时，也会发生这种情况。

汉克：你把我搞糊涂了。那和把诺尔太太看作是人还是物有什么关系？

艾米丽：好吧，让我们试试这样思考。你会同意诺尔太太是一个人对吗，不管你怎么看待她。

汉克：是的。

艾米丽：可是，你一看到她……

汉克：好吧，好吧。继续。

艾米丽：是什么让你不再把她看作是一个人？

汉克：是她的行为方式。

艾米丽：让我再补充一条信息。当我们背叛自己或欺骗自己时，我们总是为自己的行为辩护。我们必须自圆其说我们为什么这样做。我们说，我们应该如何对待一个如此粗鲁、消极、整天抱怨的人？我们通常夸大自己的优点，过分强调别人的缺点。这些想法证明了我们对他人的感觉是正确的，并解释了我们为什么会这样做。

汉克：但是，她很粗鲁，而且总是抱怨。

艾米丽：所以呢？

汉克：你是什么意思？所以，这就是为何我这样看待她的原因。等一下，你是在暗示我在某种程度上背叛了自己，并为此辩护吗？

艾米丽：你认为呢，汉克？

汉克：你告诉我，我可能不知道。

艾米丽：既然诺尔太太是一个人，即使她抱怨很多，你认为对待她的正确方式是什么？

汉克：（羞怯地）我想，不管怎样都要关爱她，友好地对待她。

艾米丽：汉克，你真的在尝试改变。我很欣赏你愿意与此抗争。好吧，事情是这样的。诺尔太太，这个人，进来了，因为你和她之前的经历（以及她现在的态度），你以消极的反应方式回应。你不把她看作一个人，你也看不到她的痛苦和她生活的不如意。你回应了她的粗鲁和消极，就好像问题都出在她身上。然后你就为自我背叛进行辩解，没有以关心的方式对待她。这种自我辩解进一步使你看不到真相。

汉克：真相是什么？

艾米丽：真相是她是一个人，她的行为与你无关，你的行为方式是问题的根源。

汉克：所以，都是我的错，是吗？她心胸狭窄，这是我的错！

艾米丽：这不是过错的问题。这是一个选择的问题。你的行为方式是个人责任的问题，决定了你如何回应他人。

汉克：我能看看我是否明白你所说的吗？

艾米丽：当然。

汉克：好吧，是我的受挫感让我选择了消极的反应方式，背叛了我自己，不把诺尔太太当作一个人来看待。然后，我把我的行为归咎于她对待我的方式，所有这一切导致我没有把她看作一个人甚至背叛自我。

艾米莉：很好，事实就是这样。

汉克：你对她很好，因为一开始你就采用一种积极的反应方式。

艾米丽：我想是的。

汉克：好吧，我已经准备好了。

艾米丽：根据 Arbinger 所说，这种消极的反应方式也被称为"在一个盒子里"。当我们在盒子里时，我们不能把人看作人。我们通过自我背叛或者以消极的反应方式对待他人，从而进入到这个盒子里。有趣的是，人们可以一直携带着这些盒子，自孩童时期我们就创造了这些盒子。许多人有很大的盒子。在盒子里，我们自我辩护，比如"我值得被尊重，我值得被欣赏，我很重要，我更优秀，我更聪明"。

汉克：可是，人们不应该受到尊重吗？

艾米丽：我的基本信念是所有人都应该受到尊重。但是自我辩护的形象会阻碍我们将他人视为一个人，然后我们最不可能做的事情就是尊重他人。讽刺吧？当我们自以为是地说"我值得被尊重"时，我们最有可能对别人不尊重，就好像他们不应该受到尊重一样。

汉克：我明白你的意思了。当我们将人们看作是"人"的时候，我们就会尊重他们，他们也是有爱心、有烦恼、有焦虑、有快乐的人，就像我们所经历的那样。

艾米丽：没错。不是因为我们用自我辩护的形象来解释我们对某人的轻蔑，是因为我们每个人都带着自己的盒子，所以在任何情况下，我们都可以在盒子里，也可以在盒子外。真正有趣的是：当我们在盒子里时，交流的任何东西要么会引起更多的问题，要么会被认为虚伪。

人们对我们的处事方式做出回应，而不是对我们正在做的事情做出回应。因此，如果我们试着去理解，但却被禁锢在盒子里时，人们就会感到我们不真诚。此外，当我们在盒子里或以消极的反应方式回应时，我们就无法把人看作人，所以我们可能会说一些话使我们之间的矛盾进一步恶化，尽管我们可能试图做出改变。

汉克：所以，当我们在盒子里时，我们学到的关于解决问题的所有沟通方式就都不管用了。只有当我们以积极的反应方式对待时，它才有可能有效。

艾米丽：完全正确，汉克。

汉克：这真让我大开眼界。我想和你多谈谈这个问题，但是现在有人来了。

艾米丽：我们以后再谈，它对患者的服务有重要的影响。

汉克：你激起了我的兴趣。

到目前为止我们学到了什么？艾米丽正在帮助汉克学习一些关于责任、选择和处事方式的重要课程。和我们许多人一样，汉克发现把他对待诺尔太太的方式归咎于诺尔太太会更容易。他认为他对诺尔太太的行为不负有责任，是她引起了他的糟糕情绪和行为。汉克从艾米丽身上学到的是，有意识地选择去看人们真实的一面，包括他们所有的快乐、缺点和烦恼，这是非常困难的，但也更有意义。当我们不再把患者当作人来对待时，我们就冒着放弃对他们的健康给予必要服务的风险。当我们成为医疗服务人员时，这种服务是我们与患者之间建立的契约关系的一部分。

汉克把诺尔太太看作是那种药师害怕的脾气暴躁的患者之一。他对艾米丽的行为感到惊讶，问她为什么对诺尔太太这么好。艾米丽和汉克的对话是基于 Arbinger 研究所 Terry Warner 和 Martin Buber 的工作。从本质上来说，我们的处事方式决定了我们与他人的关系。我们可以选择把他们看作是有爱心、担忧、感情、情绪、欲望、梦想、优点和缺点的人，或者也可以把他们看作是物体——与我们无关的个体、障碍，或者是满足我们需求的工具。Martin Buber 把这些关系描述为"我—你"和"我—它"。我们选择把他人视为人或物。他人的行为不能决定我们如何对待他人，我们也不是他人行为的受害者。

第二天，汉克和艾米丽继续他们的谈话时，让我们再听一遍。

汉克：艾米丽，我真的很想理解你所说的我们的处事方式，但我不明白为什么我对诺尔太太的行为在某种程度上不是由她对我的行为决定的。她是这家药店有史以来遇到的最糟糕的患者。我真的不认为是我主动选择了对待她的方式；似乎好像是她迫使我这么做的。但你的解释听起来好像是我的问题。

艾米丽：嗯，你能选择以一种和善、仁慈的方式对待她吗？即使她不友善，你也能做到吗？

汉克：我想我可以，但这太难了，因为她对我很不友好。

艾米丽：我知道这很难。你还记得当我们谈论要么在盒子里，要么在盒子外吗？如果我们在盒子里，我们把人看作物，当我们跳出盒子时，我们把他们看作是人。我经常发现自己在处理人际关系时，会在盒子里和盒子外飘忽不定。当我在盒子外时，我感觉越来越好，但我开始意识到，当我进入盒子里时，我会努力试图跳出盒子。真正具有讽刺意味的是，当我们进入盒子里，事情变得更加困难，冲突会升级，或感情会受到伤害。当和一个难缠的人打交道的时候，进入盒子只会增加困难，因为我们正在促成这种困难。你明白我的意思吗？

汉克：是的。当她这样对待我时，我很难承认这是我的问题或选择。我一直试着对别人友好，但她似乎把我最坏的一面给激发出来了。

艾米丽：汉克，我想让你回想一下你第一次见到诺尔太太的情景。你还记得那天你对她的第一个想法吗？

汉克：我想我是想要去帮她，我亲切地跟她打招呼。

艾米丽：这种行为继续下去了吗？

汉克：当然没有。她对我大吼大叫，抱怨药价、她等待的时间，以及似乎没人在乎她，我很快就开始回避她了。

艾米丽：当这些开始发生的时候，你还记得你当时的理由吗？

汉克：好吧，起初，我一直试图帮助她，但过了一段时间，我开始认为她真的不在乎我们的服务。在我的印象中，她冷漠、易怒、不耐烦、固执、不愿讨论治疗方案，是一个非常坏的患者。我不想她来药店，除了或许看在她钱的份上。我甚至都不想和她说话。如果她去了别的地方，我会很高兴。

艾米丽：你觉得自己做得如何？

汉克：我什么都没做。我还是我以前的样子。我一直认为自己是一个很好的药师，关心患者并尽力做对患者最有益的事情。

艾米丽：你也想为诺尔太太做这些事吗？

汉克：我想不是。等一下，我明白了。你是说我和诺尔太太一起进入盒子里了？

艾米丽：你觉得呢？

汉克：而且，也许我开始为我对诺尔太太的行为辩解了。是我把她说得比实际情况更糟，而把我自己说得比实际情况更好一点吗？

艾米丽：可能是的。这影响到你为她提供的服务了吗？

汉克：也许是吧。我想我知道是什么让我进入盒子里了。当她抱怨我们的价格，抱怨她要等待很久，我开始觉得自己很渺小，就像一个被责骂的孩子。我开始自我防卫，不再把自己看作一个人，也看不见她，因为我在盒子里。她的抱怨并不意味着我做错了什么。我只需要承认她的沮丧或表示理解，而且即使我做错了什么，我所要做的就是承认错误。更令人惊讶的是，当我自我防卫时，它强化了我的无助感，但这对我没有帮助。如果我有礼貌地回应，我就会感觉好一些。

艾米丽：汉克，我想你说的很对。我给你讲个故事。几年前，当我在另一家药店实习的时候，我看到一个名叫吉姆的药师和弗兰克斯太太打交道，她和诺尔太太很像。弗兰克斯太太总是抱怨，吉姆也经常抱怨她。我不认为他一开始就是这样的，但随着时间的推移，事情变得更糟了。他们会争吵起来，互相火上浇油。Arbinger 称其为串通。这是一个循环模式：一个人的言论强化了另一个人的感受和由此产生的言论和行动，这通常是一个恶性循环。弗兰克斯太太走进药店，开始抱怨药品的价格、她在药店等待的时间，甚至是她在医生办公室被耽搁了很久。有时，吉姆会固执地最后才配她的药，并指责她花钱不明智，所以她没有足够的钱支付她的药物。他们会纠缠不清。弗兰克斯太太会愤怒地离开，吉姆则会到其他患者身边，轻声嘀咕着她的事。吉姆希望她不要回来，但她总是回来。

然后有一天，吉姆对她很友好，我不知道为什么。弗兰克斯太太一开始没有改变，但随着时间的推移，她对药店甚至对生活的态度都缓和下来了。几个月后，吉姆和弗兰克斯太太成了朋友，他们的关系改变了。吉姆开始给她量血压，给她进行全面的药物咨询，教她如何使用吸入装置，并真正地关心照顾她。当时我没有意识到这一点，但现在我认为吉姆把弗兰克斯太太看作一个人，不再是一个固执、难缠的对象。

汉克：我明白你的意思，我也明白为什么我可能会拒绝给诺尔太太提供照顾和服务，这与我作为一名医疗服务人员的职责不相符。

艾米丽：是的。诺尔太太一开始可能并不需要我们的服务，但随着时间的推移，"我—你"的处事方式通常会帮助改变他人的处事方式。

汉克：嗯，我不知道如果我第一次友善地对待诺尔太太，她会做何反应。她可能会晕倒，然后我们就有麻烦了。不过，我会去做正确的事情。

艾米丽：一开始她可能会感到震惊，但内心深处她会感觉很温暖。你知道，汉克，不管她怎么回应，我们都要做正确的事。想想什么时候你是最快乐、最平和的，是当你遵从内心的意愿对别人做正确的事情的时候，还是当你抗拒它的时候？

汉克：很简单——当我遵从内心积极的感觉时。

艾米丽：没错，当我们跳出盒子时，我们是最平静的。也只有在我们跳出盒子时，我们与他人的交流才会有帮助、有成效。

汉克：好吧。我们最好回去工作，处方已经开始堆起来了。

艾米丽：好的，汉克。

人们，而不是物体，来到我们的药店。当他们来配药时，他们可能会感觉不舒服，感到有压力，会感到疼痛，担心失去生命或某些身体功能，疲劳，不适，食欲缺乏，发烧，寒战，等等。他们的这种感受可能会导致一些我们难以处理的行为，我们便可能不再把他们看作人。即使他们不这样做，大多数患者也希望得到友善和细心的照顾。他们想要一份保障，想要得到一个专注于患者服务的无私的医疗服务人员的尊重。当我们把患者看作实实在在的人时，我们唯一的愿望就是帮助他们治愈或控制病情。如果我们因为他们的行为而把他们视为物体，认为他们是无关紧要的，是我们工作的障碍，或者仅仅是利润的来源，那么关爱患者的行为就不太可能发生。如果我们把他们看作人，我们就会关心他们的需求。

同一周的晚些时候：

 汉克：艾米丽，如果我觉得我的患者妨碍我及时配药的话，我是不是就和他们在一个盒子里了？我是不是只把他们当作收入的来源？我想我开始了解你的想法了，但是我需要一些帮助。因为即使当我为患者着想时，我可能还在盒子里。

艾米丽：我想你说到点子上了。如果我们把人仅仅看作是达到目的的一种手段，或者是阻碍我们取得成就的一种障碍，那么我们很可能是在盒子里。我记得有一次听到一位大学教员说："如果我们这里没有学生，我们可能会有所成就。"也许不关心学生的老师就在盒子里，以他们思考问题的方法，学生就是物体。

汉克：那么，为了把患者的需求放在首位，我们必须始终把患者看作人。否则，我们就会把他们视为物体，抗拒我们想要帮助他们的愿望。前几天晚上我读到，我们对别人的这些感觉是爱他们的一种方式。我曾纠结于这个概念，但当我读到爱是一个动词，它代表一种行为，我开始明白了。当我回应我的患者时，我是通过我的耐心、理解、谦卑、诚实以及尊重、无私和宽容的天性来践行爱的行为。把他们看作人是我的愿望。这是很强大的东西，我怎样才能不在盒子里呢？

艾米丽：好问题。我也曾纠结过这个问题。一种方法可能是辨别出你在盒子外时所处的关系，并将你的其他经历与之比较。你能察觉到你和诺尔太太的关系与你和你最好朋友的关系之间有什么不同吗？

汉克：当然可以。我知道当我们在盒子里的时候，我们常常对自己的行为视而不见。我们必须保持警惕，确保我们与他人的关系不会走进盒子里。

艾米丽：一开始你只能这么做。但过了一段时间，事情就简单多了，大多数时间你都能跳出盒子。当你和某个人出现问题的时候，你可以和另一个局外人交谈。你会想起在盒子外面时的感觉。有一个愿意对你坦诚的好朋友是至关重要的，而不仅仅只是站在你这边，这个人会让你看到你被困在盒子里并且感觉自己是受害者。另一种跳出盒子的方法是，意识到我们"上钩"了。我们都有敏感的情感区域，会被别人"闯入"。我们产生了错误的自我认知，比如"我很笨"或"从未把事情做好"。我们确实会犯错，但我们并不愚蠢。当我们愤怒、生气或受到伤害时，很有可能是因为某些东西触碰了这些敏感区域。这是一个反映内心真实感受的机会。

汉克：这很有道理。我有时会对自己说一些消极的话。艾米丽，谢谢你跟我谈这个。从现在开始，诺尔太太将是一个有着爱心、担忧、情绪、情感、抱负以及优点和缺点的人——就像我一样。她将得到一流的服务，即使我有时会纠结于她的行为方式。

许多"诺尔太太"不再光顾药店，因为她们在第一次或第二次来到药店时被药师的反应和行为所冒犯。被冒犯后不再来药店的人很可能会把自己的经历告诉十几个人。如果我们能在问题出现时加以处理并满足患者的关切，97%的患者将回到我们的药店配药和接受我们的服务。如果我们把所有的患者都看作是真实的人而非物体，我们将在很多方面受益，患者也将因为我们的服务而拥有更好的生活质量。

## 总结

把患者看作真实的人将使我们能够改善他们的生活。但我们自欺欺人，把患者视为物体时，我们就会认为提供低质量的医疗服务是没问题的。但这样从实质上违反了我们与患者之间的契约。

### 问题与思考

1. 当我们将患者视为物体时，这对患者的服务意味着什么？

2. 是别人引起了我们不好的感受吗？

3. 为什么那些无礼、粗鲁或愤怒的人使我们更难将他们看作人？他们的行为是否改变了我们对他们应尽的义务？

4. 我们对自己错误的观点是如何形成的？这些观点是如何影响我们把人看作人的能力？

5. 我们如何训练自己不被束缚在盒子里？

## 参考文献

[1]　Leadership and self-deception. Salt Lake City: Arbinger Institute, 2000.

[2]　WARNER C T. Bonds that make us free. Salt Lake City: Arbinger Institute, 2001.

[3]　BUBER M. I and thou. New York: Simon and Schuster, 1970.

# 第 四 章

# 倾听与共鸣

也许没有其他技巧比倾听与共鸣更能培养信任了。信任是建立和谐的医患关系和取得有效的治疗结果所必不可少的。Squier 探讨了医疗服务人员的共鸣在预测治疗依从性中的重要性 [1]，并指出以下几点：①当医生允许患者表达和消除他们对疾病的紧张和焦虑时，以及当医生花时间仔细回答患者的问题时，患者的依从性更高；②对患者的感受表露出同情和理解的医疗服务人员，患者的依从性更高，满意度更高；③认为获得了医生理解和关心的患者更积极地执行治疗方案，并主动寻求更多的帮助或建议；④医疗服务人员鼓励患者表达情感和参与治疗计划，使患者的依从性更高。这些发现对药学实践具有重要意义。同样，感受到被理解增进了患者和医疗服务人员之间的医患关系，进而改善治疗依从性。

作为一个医疗服务人员，你应该从患者那里听什么，了解什么？是疾病的进展吗？是症状的表现吗？很多时候，这往往是医疗服务人员收集的唯一信息，但我们真正需要的是了解疾病是如何影响患者的。我们需要从治疗疾病向治疗患者进行转变。甚至，我们关于健康服务的语言也能缓解患者的病情。我们称患者为糖尿病患者、关节炎患者、高血压患者等，事实上糖尿病只是一个人的一部分。我们的生活远比疾病复杂。如果我们要有效地帮助治疗患者的疾病，我们需要开始更多地了解患者。患者是如何解释疾病和治疗的？比如，患者了解什么是糖尿病吗？了解治疗方案吗？在实施治疗计划时，是否存在任何障碍？患者害怕吗？患者会不知所措吗？这种信息需要我们去收集、理解，并以一种传递关心的方式进行回应。我们该怎么做呢？

## 倾听的过程

为了清晰和准确地理解患者的世界观，倾听非常有必要。倾听是一项艰难的工作，需要努力。倾听也是主动的过程，而听到是被动的过程。

图 4-1 显示了倾听的过程。这个过程始于一种意愿。首先，我们必须让自己愿意倾听，必须有意识地对自己说："我要去倾听。"其次，我们必须全神贯注。通常，人们无法长时间集中注意力，所以不能成为好的听众。集中注意力是倾听的基本要素。关注是必须给予的，所以它是礼物。给予患者关注是一种让患者感到他们是重要的强有力的方式。每个人都需要别人的关注。关注他人需要意愿和努力，这是有意识地去做的事情。关注他人要求你不要分心或被打断，也不要催促别人说："继续，我在听。你刚才说……"。倾听并不是简单地重复说过的话。关注意味着你把精力集中在这个人的需求上。

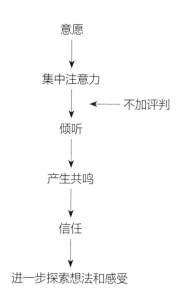

图 4-1 倾听与产生共鸣的过程

倾向于判断或评价他人的沟通、问题或感受可能是我们真正倾听的最大障碍。理解不同于评价对与错、善与恶。为了真正倾听，我们必须暂时放弃评判，放弃"我们的信仰和准则是正确的"这个观点。这个过程被称为"不加评判"（bracketing）[2]。这是很难做到的。它要求在你倾听之前放弃偏见、偏差或信仰和准则。例如，一位女士告诉她的男性朋友有关她和另一个朋友的一次不愉快经历。这位男性朋友认为这是女性的普遍反应。根据定义，他没有倾听，因为他做出了判断，把他的女性朋友与其他所有女性归为一类，他没有看到她这次遭遇的不同。结果，这位男性朋友没有真正倾听和产生共鸣。

只有通过真正的倾听，一个人才会有共鸣。真正倾听的重点不在于表达的想法有多么正确；想法本身是主观的，不是绝对的。当倾听时，关注点从表达的想法转移到表达想法的情绪上——即对想法的投入，这才是真正的倾听：从他人的角度看问题，然后反馈给他人。通过产生共鸣，人们开始感觉被理解。随着时间的推移，共鸣达成的一致性就会产生信任。这个问题我将在"共鸣"一节中进一步讨论。倾听需要很大的勇气，因为在不加评判地真正倾听别人的想法或感受的过程中，你会冒着想法被改变的风险——你会质疑自己的想法。

妨碍倾听的一种常见方式是试图解决对方正在描述的问题。当人们向我们提出问题或情绪不佳时，我们经常会变得焦虑。我们觉得我们必须立刻行动，将任何错误快速改正或最小化，以缓解我们自己的焦虑。通常情况下，这种方法并不能解决问题，且患者最终感到更加不被理解。

倾听和产生共鸣的主要原因之一是使患者不再感到孤独和无助。正如Carl Rogers 所说[3]："至少，就目前而言，接受者发现自己是人类社会中相关联的一部分……如果有人知道我（即诉说者）在说什么，我是什么意思，那么，在某种程度上我就不再是奇怪的，或另类的，或格格不入的，我对其他人来说是有意义的。因此，我与其他人是有关联的，甚至是保持着某种关系的，不再是一个孤立的人。"换句话说，当我们在一个问题上感到孤独时，绝望就会随之而来。如果没有人理解，这个问题似乎就无法解决。如果有人能在情感层面上表示理解，那么这个人就不会感到孤单。如果其他人能够理解，那么这个问题一定是可以解决的，或者至少看起来是这样的。因此，倾听和共鸣会带来希望。下次，当一个患者提出问题使你感到焦虑时，将这种焦虑作为一个触发点来表达你的理解，而不是通过将问题最小化来逃避焦虑。

## 共鸣反应（empathic responding）

共鸣是建立有效医患关系的关键。共鸣这个词来源于德语"Einfuhlung"。这个词的意思是我们可以分享他人的经历。它不同于同情，同情是怜悯他人，共鸣是对他人的感受与经历感同身受。它是一个中立的过程，意味着对所涉及的人或感受不进行判断或评价。同情则不是中立的。共鸣被定义为对个人情感状态的一种客观认同[4]。

为了更好地理解共鸣，我们必须理解几个概念：认同（identification）、模仿（imitation）和情感交流（affective communication）。在产生共鸣之前，一个人必须体验另一个人的情感状态。共鸣包括认同他人的情感体验，但不包含对他人的完全认同，也不意味着你在现实中分享了同样的经历。即使你没有经历过失去所爱的人，也能体会到站在你面前的这个人失去爱人的悲伤。人们常常认为，一个人必须有过同样的经历才会有共鸣。但因为增加了一个主观因素，所以可能会成为一种障碍：你的类似经历，可能会干扰你对他人独特情感状态的认同能力。共鸣需要勇气，因为这意味着你必须对他人的情感经历敞开心扉，而这种经历通常是痛苦的。当然，我们也应该对他人的快乐和幸福产生共鸣。我们倾向于逃避这些痛苦的经历，而不是与这些经历共存。

模仿也是共鸣过程的一部分。通常在没有意识到的情况下，我们会模仿他人的面部表情或身体姿势，尤其是在讲述痛苦的经历时。这是对情感状态的一种认同，是产生共鸣的理解的信号，这就是情感交流。如果一个人分心或被打扰，就无法完成这种交流——这就是为什么集中注意力是至关重要的一个原因。

共鸣会使得双方在了解彼此的过程中获取知识。它不涉及喜欢或不喜欢，好或坏，而是一个中立的过程。对方行为不受限定，他人的感受也不被评价。你只是更充分地了解这个人是如何与一个问题或一种情况联系起来的。把这种理解反馈给其他人，往往就是转变或成长。如果不是，那么我们就不是在产生共鸣。这里有几点注意事项。首先，虽然共鸣的理解总是在转变，但它并不总是能慰藉他人。事实上，有时这可能是痛苦的。其次，共鸣并不意味着屈服或放弃。共鸣是有关一个人的情感状态或处境，而不是一个人的需求。例如，一家公司的销售代表走进一家药店，要求老板购买他公司的一些产品。老板不经营该系列产品，也不打算经营。公司销售代表真诚地说："这能帮我摆脱困境。我这个月过得很艰难，可能需要这笔生意。我的老板正在催促我完成指标，所以您订购一些怎么样？"药店老板回答说："你听起来很担心。我真的希望你能完成指标，但我不经营你的产品系列，这次也不打算做。"老板对销售人员的担忧表达了共鸣，但没有屈服。值得注意的是，共鸣不能通过陈词滥调来表达。如果老板说了没有诚意或漠不关心的话，他的反应就不能称为共鸣。最后，就是即使没有做出共鸣的回应，一个人也有可能进入共鸣的状态。对我来说，即使没有用体现理解和共鸣的行动来回应，也可能去体验他人内在的情感状态（认同他人的情感状态，意味着能够感知他人正在经历的真实情感）。正是通过共鸣，对方才会感到被理解。因此，我们的反应方式非常重要，但往往很困难。有时候，最好的共鸣就是倾听，点头和默不作声。

例如，改编自《美国精神病学杂志》上的一篇文章[5]，说明为何共鸣并不总是引起共鸣的反应。一位患者正在向药师解释当她得知自己患有糖尿病时的感受。她说："我很震惊，我就是不相信。现在我必须开始使用胰岛素。我只是……"，药师打断了她的话："你只是觉得不知所措，不知道自己要做什么？"患者沮丧地说："我想是的。"她不想再谈论这件事了，于是付了药费，离开了药店。

这是什么情况？显然，药师准确地判断出她的情感状态。然而，患者并不认为药师打断她是一种理解。她或许是因为药师的反应感到难堪，因此不愿意继续说下去，又或许是她真得很想与自己的体验做斗争，认为药师的打断是一种干扰。这位药师理解了患者的内在情感体验，但却没有产生共鸣。他的反应错了吗？问题不在于对错，而在于反应是否对患者有益。尽管我们可能很想这样做，但我们无法做出完美的回应。然而，我们可以尽可能敏感和细心，观察我们做出反应后发生的事情，并根据情况调整我们的反应。在这个例子中，恰当的做法应该是不把患者推得更远，并为打断患者而道歉。

　　医疗服务人员有时会对使用共鸣的做法表示担忧。他们担心的是产生共鸣会使他们与患者的关系过于私人化。通常情况下，解决办法是保持冷漠或者情感上的疏远。Gadow 曾说[6]："将个人和专业分开的解决办法是专业的投入并不能替代其他类型的投入，如情感的、审美的、身体的或智力的。这是所有方面的综合，是完整自我的参与，在职业关系中利用人的每一个方面作为资源。"事实上，只要有任何一方面没有考虑到，都会把患者变成一个物体。正如 Rogers 所说[7]，"不把自己当作人来对待，把别人当作物来对待，这样做毫无裨益"。

## 对话

　　关于和患者的共鸣，下面有两个例子，一个是不恰当的（对话1），另一个是较为恰当的（对话2）。希望这一章能帮助你以一种关怀的方式来回应你的患者。

　　艾莉森夫人是你药店的常客，她今年 62 岁，早在一年前就被诊断为关节炎。在过去的一年里，你和她一起努力控制她的关节炎，使疼痛得到控制。你帮她制订了日常训练方案，并为她报名参加了一个续药提醒项目（a refill reminder program），从而帮助她安全有效地服用非甾体抗炎药，既减轻关节炎疼痛又尽量减少副作用，她现在比一年前好多了。现在，她带着一副苦恼的表情走进药店，递给你一张口服降糖药的处方。

## 对话 1

艾莉森夫人：我需要配这个药。（沮丧地）我觉得自己快崩溃了，先是关节炎，现在又得了这个病。

药师：艾莉森夫人，别这样，情况不会那么糟的。

艾莉森夫人：你是什么意思？好像从我 60 岁开始，事情就一件接着一件。首先我发现我有关节炎，现在我又有糖尿病。接下来呢？我觉得我要崩溃了。

药师：嗯，艾莉森夫人，没事的，我们会控制您的糖尿病。别担心，您的关节炎好多了，不是吗？

艾莉森夫人：嗯，是的，但是……

药师：（打断）嗯，我们也会这样做的。您不需要为任何事情难过，一切都会好起来的。

艾莉森夫人：你说不需要为任何事情难过是什么意思？你有关节炎吗？你有糖尿病吗？你不需要吃这些药，不需要注意你的饮食，不需要知道接下来会发生什么。

药师：可是，艾莉森夫人，我只是想帮您。

艾莉森夫人：请帮我配药，我不需要这种帮助。

## 讨论

艾莉森夫人感到沮丧和不知所措，药师试图"帮助"她，使问题看起来不那么难以承受，而是可以控制的。这个目的是好的，但艾莉森夫人还没有思想准备。她感到无法控制，担心接下来会发生什么。她需要有人倾听，她需要一个愿意倾听并理解她感受的人。人们常说很难与艾莉森夫人这样的人产生共鸣，因为他们并未患有多种慢性疾病，所以他们不知道这种经历是什么样的。重要的是要记住，共鸣是一种情感认同（或联系），而不是经历。即使我们没有多种慢性疾病，听了艾莉森夫人这样的经历我们也会感到不堪重负。这是一种不知所措、失去控制，或沮丧的感觉，我们试图理解这种感觉，并反馈我们的理解。

虽然药师可能一直在努力帮助她，但艾莉森夫人肯定觉得他帮不上忙。这种情况下，我们发现了别人的痛苦，我们想说或想做正确的事情来帮助他们。他们的痛苦或不适经常导致我们的焦虑。这种焦虑是正常的，但我们处理这种焦虑的方法可能会帮助别人，也可能会疏远别人。如果我们的交流是试图减轻焦虑，结果通常会适得其反，因为它是以自我为中心的（共鸣与自我为中心是相反的）。我们需要的是一种将焦虑视为激励的能力，通过有效的倾听和共鸣，使自己专注于关注和关心他人，这通常更有成效。

## 对话 2

艾莉森夫人：请帮我配这个药。（沮丧地）我觉得我快崩溃了。先是关节炎，现在又是这个病。

药师：（关心地）艾莉森夫人，您听起来很沮丧。

艾莉森夫人：是的。似乎从我 60 岁开始，事情就一件接着一件。先是发现我有关节炎，现在又有糖尿病。接下来呢？我觉得我要崩溃了。

药师：所以，您感到非常不知所措。

艾莉森夫人：嗯，当然。我做了那么多努力才让关节炎不再那么疼痛，现在又发现了糖尿病。下个月他们或许又会告诉我得了高血压、癌症或其他什么病。

药师：听起来您很担心从现在开始事情会接二连三地发生。

艾莉森夫人：不是吗？

药师：我不知道，但我想帮您控制糖尿病，就像我们治疗关节炎一样。我们要一步一步来。我们没有理由认为还有别的什么地方有问题，您说呢？

艾莉森夫人：没有，但我两年前也不知道会发生这样的事。

药师：这确实出乎意料。

艾莉森夫人；是的。

药师：我现在就按这个处方给您配药，然后我们会大致介绍一下这个药物，以及您将如何使用它，并了解一下您的医生告诉您关于糖尿病的知识，好吗？

艾莉森夫人：（仍然很沮丧）当然，好吧。

## 讨论

这位药师能够认真地倾听艾莉森夫人的话，并从情感上反馈对她感受的理解。从艾莉森夫人的回答可以看出，药师的这种反应非常正确。虽然他在整个谈话过程中都表现出他与患者的共鸣，也没有试图将问题最小化，但艾莉森夫人仍然感到沮丧。

共鸣并不能治愈别人。共鸣允许他们宣泄自己的感受，通过倾诉找到安全感，并洞察自己的感受和产生的原因。这并不意味着这种感受会神奇般地消失。我们不能期望共鸣能让人们立刻感觉良好，但我们可以期待它能帮助人们战胜这些感受，继续前进。

## 总结

倾听与共鸣使我们能够以关心和尊重的方式回应他人。帮助患者，使患者感到被理解可以促进你和患者的关系，提高其对治疗方案的依从性。

### 问题与思考

1. 解释倾听、共鸣和解决问题之间的关系。

2. 共鸣和同情有什么区别？请先用共鸣，再用同情，对下列问题做出回应。一个患者说："我今天去看医生，发现我患有高血压。我简直不敢相信这事会发生在我身上。"上述两种方式的回答有什么不同？

3. 一位医生打电话到你的药店，说："琼斯太太刚刚打电话给我，说你告诉她我开的药会产生大约 15 种副作用。我请你不要再吓唬我的患者了！"请你采取适当的回应，促进你与医生的关系，同时也能与患者讨论副作用。

4. 心理学家曾说过，共鸣和真正的倾听，需要"自我迷失"，怎么理解这句话？

5. 给予别人关注是一份礼物，这句话的含义是什么？

## 参考文献

[1] SQUIER R W. A model of empathic understanding and adherence to treatment regimens in practitioner-patient relationships.Soc Sci Med, 1990,30:325-339.

[2] PECK M S. The road less traveled. New York: Simon and Schuster,1978.

[3] ROGERS C R.A way of being. Boston: Houghton Mifflin, 1980:150.

[4] BASCH M F. Empathic understanding: a review of the concept and some theoretical

considerations. J Am Psychoanal Assoc,1983,31:101-126.

[5] BOOK H E. Empathy: misconceptions and misuses in psychotherapy.Am J Psychiatry, 1988,145(4):420-424.

[6] GADOW S. Existential advocacy: philosophical foundation of nursing. In: SPICKER S F, GADOW S, et al. Nursing: Images and Ideals. New York: Springer Publishing Co, 1990:79-101.

[7] ROGERS C R.On becoming a person. Boston: Houghton Mifflin Co,1961:47.

# 第五章

# 患者咨询

在本章中，我们将探讨有效的患者咨询。患者咨询表（表5-1）将帮助你整理你提供给患者的信息，以及您将从患者那里获得的信息。有效咨询不仅仅是提供信息，患者需要信息来帮助他们依从治疗方案，但是信息的给予时间和组织，以及患者的参与是决定患者理解和记忆的关键。咨询过程应该被视为信息交流的机会。你是药物治疗专家，但患者是自己日常生活的专家，若想要进行有效咨询，必须评估患者如何理解疾病及其治疗，以及他们是否预料到服用药物所带来的后果。患者咨询表[a]是基于对文献的回顾，用以确定如何交换信息并增加患者依从治疗方案的可能性。本章将讨论患者咨询表上的每个要点。假设在药师给患者提供咨询之前，将对药物治疗的适当性进行评估。

表 5-1　患者咨询表

| 患者咨询表 |
| --- |
| 1. 药师自我介绍。 |
| 2. 确认患者或患者的代理人。 |
| 3. 询问患者是否有时间讨论药物治疗。 |
| 4. 解释咨询的目的和重要性。 |

（[a] Developed by Bruce A. Berger, PhD, and Bill G. Felkey, MS, Auburn University Harrison School of Pharmacy.）

续表

**患者咨询表**

5. 询问患者医生告诉他或她有关药物和治疗的内容。询问患者对疾病的认识和理解。利用任何可获得的患者资料信息(包括可能的过敏信息)。

6. 询问患者在提供信息前是否有任何顾虑。

7. 以适当的共鸣、倾听和关注做出回应,在咨询过程中使用这些技巧。

8. 告诉患者药物的名称、适应证和给药途径。

9. 告诉患者剂量方案。

10. 询问患者按医嘱服药是否有困难。

11. 根据患者的日常生活习惯调整药物治疗方案。

12. 告诉患者需要多长时间才能显效。

13. 告诉患者药物的疗程。

14. 告诉患者什么时候回访(包括回访次数)。

15. 在谈论药物的副作用和注意事项之前,强调药物的获益,并鼓励其使用。

16. 讨论药物的主要副作用以及它们是否会及时消失。讨论如何处理副作用,如果副作用不消失而且无法耐受时,如何处理。

17. (对患者强调)指出其他罕见的副作用,列在信息表中(在咨询结束时给患者)。如果患者有任何这方面的担心,鼓励他们打电话过来。

18. 在适当的时候使用书面信息。

19. 讨论预防措施(如避免的活动)。

20. 讨论有益的活动(如运动、减少盐的摄入、饮食控制、自我监测)。

21. 讨论药物 - 药物、药物 - 食物和药物 - 疾病之间的相互作用。

22. 讨论储存建议及辅助说明(如摇匀、冷藏)。

23. 准确地向患者解释如果漏服该怎么办。

24. 通过要求患者重复信息(如药物名称、副作用、漏服如何处理)确定患者是否已经完全明白。

25. 重新检查任何附加的需要关注的问题。

26. 建议患者在离开药店之前一定要检查自己的药物。

27. 在咨询过程中使用适当的语言。

28. 控制咨询的节奏。

29. 以适当的方式组织信息。

30. 随访以确定患者的情况。

## 逐条详细讨论

### 1. 药师自我介绍。

要让患者知道他们是在和药师对话。如果患者认为和他们谈话的人是技术人员，患者就可能不愿意提出问题或表达担忧。药师应该问候患者，伸出手，并说出自己的名字："您好，我是詹姆斯·史密斯，您的药师。"你和患者的联系由此产生。

### 2. 确认患者或患者的代理人。

药师需要知道他们是在和谁说话。与患者的代理人交谈相比，药师直接与患者交谈时所传达的信息不太容易被混淆或歪曲。在第三方交流中，书面信息比直接与患者交流更加重要。如果药师认为这些信息确实需要直接与患者交流，则可以打电话给患者。

### 3. 询问患者是否有时间讨论药物治疗。

如果患者没有时间倾听需要提供的信息，那么这些信息将是无效的。对于新患者，需要时间来建立一个数据库，以便在未来做出适当决定。如果患者没有时间，则需要使用书面信息，或在其他方便的时间联系患者，或两者皆可。

### 4. 解释咨询的目的和重要性。

当你告诉人们要求他们所做事情的原因时，对方会更有效地倾听和学习。例如，如果患者被告知为何有些东西应避免服用（减少药物吸收从而降低药物的有效性），那么他们就不太可能将四环素和食物或乳制品一起服用。告诉患者为什么咨询对他们来说很重要——对他们来说有什么好处。对于新患者，则更有必要解释为何要收集这些信息。

### 5. 询问患者医生告诉他或她的有关药物和治疗的内容。询问患者对疾病的认识和理解。利用任何可获得的患者资料信息（包括可能的过敏信息）。

一般来说，在任何有效的咨询过程中，患者应该比医疗服务人员说得更多。咨询的目的是确保患者在离开药店时了解药物的正确使用方法。信息的来源是药师或是医生并不重要。药师在向患者提供大量信息之前，应先明确患者对药物和病情的了解情况。药师没有理由重复患者已经掌握的信息。患者提供准确信息时应得到支持和表扬，不准确的信息需要更正，遗漏的信息需要补充。需确保主要信息都包含在内并及时登记可能的过敏信息（季节性过敏和药物过敏）。

**6. 询问患者在提供信息前是否有任何顾虑。**

许多患者担心他们将要服用的药物或医生正在治疗的情况，但患者通常不会说出这些担忧。你需要立刻解决这些担忧，并尽可能地去理解患者，告诉患者你将在咨询过程的后期解决这些担忧并不合适，也无益。在解决担忧之前，患者不会倾听你提供的其他信息。药师应尽一切努力了解患者的顾虑并引起重视。如果这些顾虑对患者不重要，患者就不会提起。即使患者有一个顾虑没有得到适当的解决，那么接下来的任何信息都不会被接受。

**7. 以适当的共鸣、倾听和关注做出回应，在咨询过程中使用这些技巧。**

以适当的共鸣、倾听和关注做出回应，对于有效的咨询是绝对必要的。有关患者依从性的文献表明：在预测患者对治疗方案的依从性时，患者和医疗服务人员的关系是一个关键因素。患者需要明白，医疗服务人员值得信赖的，也会关心患者所遭遇的事情。这些技巧是交流关爱的有效工具。

**8. 告诉患者药物的名称、适应证和给药途径。**

药师在确认药物合适并完成调配后，再进行如下步骤。告诉患者药物名称有助于他们识别药物，这在紧急情况下尤其重要（如过量服用、儿童误食）。说明适应证可强化诊断并提高患者对治疗合理性的信心。虽然给药途径通常显而易见，但有经验的药师已经记录了很多有关患者采用错误给药途径使用药物的案例。不应假设标签上打印的信息能涵盖这些要点，因为许多患者不能阅读这些信息，而能阅读的患者往往又不去阅读。

**9. 告诉患者剂量方案。**

再次强调，很多患者不能阅读，所以告诉他们剂量方案非常重要。即使是可以阅读的患者也应该被告知，这或许可以强化医生已告知的信息，或患者是第一次被告知。虽然一种特定的剂量方案可能看起来简单或显而易见，但如果你指导患者"饭后和睡前服用一片"，那么患者一天要服用多少次药物？因为并非每个人都一天吃三顿饭，糖尿病患者可能每天进食六到七餐。

**10. 询问患者按医嘱服药是否有困难。**

药师在告知患者用药剂量后，应评估患者按医嘱服药是否有困难。这是一个重要问题，但医疗服务人员很少会问这个问题。然而，研究表明，剂量方案的复杂性会影响依从性，进而影响疗效。一天一次的方案通常能达到高于 80% 的依从性，相比之下，一天四次的方案依从性只有 40% 或更少。这对药师来讲，不仅需要考虑药物成本，更需要考虑服务的总成本。更复杂的剂量方案导致患者对方案的依从性很差，可能导致患者住院。药师应尽一切努力解决与给药方案有关的困难，或通过生活干预（见下文），或通过与医生合作，调整为相对简单方便的给药方案。

**11. 根据患者的日常生活习惯调整药物治疗方案。**

药师通过任何方法帮助患者将服用药物和日常生活联系起来，都会提高患者的依从性，如确定患者何时醒来和何时睡觉，或者患者吃什么。药师不应该假设患者每天就吃三顿饭。为了达到最佳效果，药师应该询问患者的日常生活习惯，而不是建议患者采用可能不适合自身的方式。

**12. 告诉患者需要多长时间才能显效。**

患者需要知道多久后他们可以看到药物疗效。当患者认为药物不起作用时，依从性可能会变差，此时患者可能停止服药，因为没人告诉他们起效时间比他们预期的要长，或者他们可能服药过量，因为他们认为一次剂量不起作用。

**13. 告诉患者药物的疗程。**

患者需要对用药疗程有一个合理的预期，这有助于培养患者的依从性，也有助于消除不切实际的期望。更重要的是，可以让患者有机会表达对治疗时间长短的担忧和关切。

**14. 告诉患者什么时候回访（包括回访次数）。**

向患者提供这些信息有助于为患者制订计划和目标，患者需要计划来依从他们的用药方案。可以通过口头约定的形式提供这些信息。药师可以说："琼斯夫人，医生给你开了 30 天的量。因此，我们 6 月 30 日见，可以吗？"这让患者知道什么时候回访，患者可以告诉你是否会有问题，从而判断是否需要制订其他计划。

**15. 在谈论药物的副作用和注意事项之前，强调药物的益处，并鼓励其使用。**

患者需要知道他们服药后能获得多少益处。他们为什么要服用，如果真的服用了，他们会感觉好一些吗？医疗服务人员经常犯的一个错误就是在探讨益处之前先讨论困难和不利。如果患者不明白这样做的好处，他们就很难有动力去克服困难。如果患者想不出很多好处，药师可以说："这是别的患者告诉我的其他一些好处。你觉得怎么样？"

让患者获悉用药益处后，可以讨论困难和担忧。在你尝试解决这些问题之前，需要首先询问患者对于克服这些困难的想法。患者提出的任何适当的解决方案都应该得到表扬和鼓励。如果患者感到困惑，药师可进一步说明："这是其他糖尿病患者想出的克服困难的方法，这些方法对你有用吗？"有些患者特别抗拒按医嘱服药，第九章讨论了处理患者抗拒的方法，参见阶段变化模型的深思前阶段。

虽然患者需要知道他们即将服用药物的主要副作用，但药师应该尽一切努力支持所选择的治疗方法，并在讨论副作用之前告诉患者治疗的益处。这不仅有助于患者正确对待副作用，还有助于患者增强治疗信心。记住，对选择的治疗方案缺乏信心会进一步降低依从性。

**16. 讨论药物的主要副作用以及它们是否会及时消失。讨论如何处理副作用，如果副作用不消失而且无法耐受时，如何处理。**

患者需要知道药物的副作用，这样他们就知道如果发生了副作用该怎么做，就不用去找其他医生治疗副作用。通过有效咨询，药师应该从正确的角度看待副作用，这样患者才能真正了解他们使用药物的风险程度。有些患者可能不想知道任何副作用，有些则想知道所有可能的副作用。一般来说，患者比医疗服务人员更清楚什么对他们最有利。因此，药师必须采用灵活的方法来传递信息。信息手册是一种为患者提供附加信息的好方法。患者应该被告知副作用是否会及时消失，如果会，合理的时间段是什么。这种信息越具体越好。患者可以采取哪些措施来预防、减轻或处理副作用，如果副作用没有消失，该怎么办，所有这些问题都需要解决。

**17.（对患者强调）指出其他罕见的副作用，列在信息表中（在咨询结束时给患者）。如果患者有任何这方面的担心，鼓励他们打电话过来。**

**18. 在适当的时候使用书面信息。**

对于识字的患者，书面信息可以作为口头指导的补充。书面信息可以给患者一些参考，防止他们忘记，还可以促进更有效的咨询，为患者调配处方的时候让他们浏览。这样患者就可以提出质量更高的问题，而药师就可以减少解释。这样做的另一个好处是让患者在等待的时候有事可做，让等待不再那么难熬。

**19. 讨论预防措施（如避免的活动）。**

不能假设医生已经和患者讨论过预防措施。应该询问患者医生和他讲过什么，而不要妄加推断患者知道或不知道什么。

**20. 讨论有益的活动（如运动、减少盐的摄入、饮食控制、自我监测）。**

此处的讨论与第 19 点相同。

**21. 讨论药物 - 药物、药物 - 食物和药物 - 疾病之间的相互作用。**

患者通常不知道其他药物、食物或疾病可能会干扰他们正在服用的药物或正在治疗的疾病。掌握这些信息对预防药物相互作用至关重要。例如，应该告知高血压患者在服用任何治疗咳嗽或感冒的药物之前，应该先询问药师。还应该告诉患者这些预防措施的必要性。

**22. 讨论储存建议及辅助说明（如摇匀、冷藏）。**

大多数患者仍然把药物储存在温暖和潮湿的浴室药柜里——这可能是家里最不适宜存放药物的地方。除了嘱咐所有药物的一般储存建议外，还必须告诉患者特殊的储存建议（如冷藏）和辅助说明。

**23. 准确地向患者解释如果漏服该怎么办。**

在患者离开药店之前，他们应该清楚药物漏服如何处理。给予患者的说明应该尽可能具体，应该用一天中的实际时间和具体例子来说明这一点。然后再询问患者，例如，"如果现在是下午 3 点，你意识到中午那顿药漏服了，你会怎么做？"评估患者是否理解的唯一方法是让他们重复信息。当被问及是否理解时，患者通常会回答"是"，即使他们可能并不理解。

**24. 通过要求患者重复信息（如药物名称、副作用、漏服如何处理）确定患者是否已经完全明白。**

为了充分评估者是否了解用药方案，药师可以这样说："琼斯夫人，有时我提供的信息可能会有点困惑。为了确认我是否已经说清楚了，您能再重复一下您打算怎么服用药物吗？"关于副作用、漏服、储存条件等方面也可以用这种方式进行询问。为了节省时间，我们可以采用"填空法"："琼斯夫人，你应该几点服用第一顿药？"患者给出正确的答案可以得到表扬，错误的答案可以被纠正。表扬已被证实能加强依从性。

**25. 重新检查任何附加的需要关注的问题。**

咨询过程中可能会出现额外的问题或担忧。特别是在患者信任药师的时候，这些问题或顾虑就会出现，需要在患者离开药店之前解决。和以前一样，药师应该询问患者是否有其他问题或顾虑，尊重并仔细倾听患者的诉求。

**26. 建议患者在离开药店之前一定要检查他们的药物。**

这不仅有助于患者熟悉药物，而且可以确保在患者服用药物之前及时发现任何可能的错误。药师可以说："离开药店前一定要检查一下药物。如果您对药物外观有任何疑问或问题，请告诉我。我不想犯任何错误，请你最后再检查一下。"通过这样做，你再次强调了你们之间是一种合作关系，患者也需要承担责任。

**27. 在咨询过程中使用适当的语言。**

这一点不言而喻。有时，药师的用词会引起不必要的困惑（例如，说"高血压"而不是"血压升高"，说"GI"而不是"胃肠道"或"胃"）。许多患者不会说他们感到困惑，因为他们不想显得愚蠢。对患者的肢体语言比较敏感的药师可能会注意到这种困惑，并说："我说了什么使你困惑或担心的话吗？"使用简单的、容易理解的语言将增加依从性。

**28. 控制咨询的节奏。**

为了有效地为患者提供咨询，需要涵盖大量信息。解决这些问题需要时间。然而，应尽一切努力减少患者和药师之间多余的谈话。在咨询过程中当然有闲聊的时候，但要简短，并且目的只是为了打破僵局。

### 29. 以适当的方式组织信息。

本咨询表的目的是以适当的方式组织信息。一般来说，应该在咨询开始时提供最重要的信息，然后在咨询结束时重复。此外，应在副作用之前展开讨论药物支持。

### 30. 随访以确定患者的情况。

很少有医疗服务人员提供随访服务。然而，大量证据表明，很多患者没有及时随访，有些人甚至再也没有回来随访。随访是区分药师服务好坏的好方法，让患者知道你关心他们，并增加你后续的处方量。更重要的是，那些没有及时来补充维持药物的患者有发生更多问题的风险。随访应灵活，有些患者可能不想来随访。患者应该加入随访计划，并对他们如何随访做出选择。为了使患者在随访中获益最大，应尽可能给予患者提醒方式的选项：患者是否希望通过电子邮件、语音邮件、传真、信件或明信片接收提醒？请记住，明信片提醒不适合于治疗敏感疾病如 AIDS 或者精神疾病的情况。你越能灵活地提供这项服务，它就越能发挥作用。

## 咨询举例

下面的咨询举例阐述了咨询表应如何使用。患者是一名 21 岁的女大学生，被诊断为链球菌性咽喉炎。医生给她开了青霉素 V 钾，每天 3 次，每次 500mg，连续服用 10 天，不需要再续配。

药师：（伸出手）你好，我是凯伦·图默，给你配药的药师。你是雪莉·杰克逊吗？

患者：是的。我真的希望这药能有所帮助。

药师：我想你的喉咙一定很痛。如果正确服用，这种药对治疗链球菌性咽喉炎很有效。我能占用你 5 分钟时间介绍一下这种药吗？

患者：可以，但是我的喉咙很痛。

药师：我想也是。我只是想确保你离开时已经知道如何正确使用这种药，这样你的喉咙就不会痛了。还有，我想让你知道药物使用注意事项。我们谈话结束时，我会把这份资料单给你，上面有使用要点，并有药店的电话号码，你有问题时可以打电话。

患者：好的。

药师：关于这种药和链球菌性咽喉炎，你的医生跟你讲了什么？

患者：他告诉我，我可能会传染别人，用药后至少48小时内有传染性。他还说要用完所有的药，还要用青霉素。

药师：很好，这是正确的。因为你第一次来，我想问一下你是否对青霉素过敏？

患者：没有，我以前用过青霉素。阿莫西林不是青霉素的一种吗？

药师：是的。你服用阿莫西林没有什么不舒服吧？没有皮疹或其他什么反应吧？

患者：没有。

药师：好。我还需要了解一下，你用避孕药吗？

患者：没有。你为什么问这个？

药师：青霉素会降低避孕药的药效，所以在服用青霉素时，除了避孕药外，你还需要使用另一种避孕措施。好的，在我们继续之前，你有什么问题吗？

患者：嗯，是的，还有几件事。我听说链球菌性咽喉炎会导致心脏病，而且有些抗生素已经不起作用了。

药师：这些都是很重要的问题。如果链球菌性咽喉炎没有得到适当治疗，就会导致心脏病。但我们要确保这不会发生。这就是为什么医生要你服用完所有的药，这方面我们还要进一步交流。而且，有些抗生素没有发挥作用是因为没有正确服用。你以前有过链球菌感染吗？

患者：据我所知没有。

药师：我想应该不会有问题。我们这个地区的链球菌似乎没有对青霉素耐药，所以你会没事的。

患者：好的。

药师：好的，你所服用的药名叫青霉素V钾，规格500mg，对治疗链球菌性咽喉炎很有效。一天三次，每次一片，尽可能间隔相等的时间。这些信息在标签上有写明（给患者看药瓶）。你认为按处方服药会有什么问题吗?

患者:我希望没有,我想赶快好起来。

药师:我想你会的。如果你记不住用法用量,请告诉我。我有一些方法可以帮助你。现在告诉我,你每天通常什么时候起床和睡觉?

患者:我早上 6:30 左右起床,晚上 10:30 或 11:00 左右睡觉。

药师:好的。我建议你在服用这种药的时候尽量多休息。醒来后服用第一片药。如果可能,过 1 个小时再吃早餐。这种药最好在饭前一小时或饭后两小时服用。如果服药后胃不舒服,你可以吃点东西。所以,如果可能的话,早上 6:30 服用第一片药,下午 2:30 服用第二片药,然后在睡觉前服用最后一片。怎么样?这个时间安排适合你吗?

患者:好吧,我下午 2 点到 3 点有课。

药师:你可以在下午 2 点或 3 点服用,需要 2~3 天才能开始感觉好一些。记住,在这段时间里,你是有传染性的。即使你开始感觉好一些了,还是要坚持每天服用三次药物,直到用完为止,共需要服用 10 天。这样你就不会有患心脏病的风险,而且我们可以确保"病菌"被消灭。在此期间,你可以服用对乙酰氨基酚(泰诺)来缓解喉咙痛,并尽可能多休息,多喝水。

患者:好的。

药师:这张处方上没有再次配药的要求,服用 10 天就可以了。正如我所说,青霉素 V 钾对链球菌性喉炎非常有效,我相信 10 天后你就可以痊愈。我还想告诉你青霉素 V 钾的一些副作用,有些患者服药后会感到胃部不适或腹泻。如果发生这种情况,你可以和食物一起服用。如果你出现腹泻,几天后仍没有好转,请给我打电话。如果人们对青霉素过敏,还会有一些更严重的反应。从你所说的情况来看,你没有过敏,但是,作为预防措施,已详细列举在这个小册子里了。如果你在服用药物的时候出现皮疹、呼吸急促或气喘,应该去看急诊。这种情况很少发生,也不太可能发生在你身上。

患者:听起来很吓人。

药师:我知道。这些只是预防措施。不要在未来 10 天里过度劳累。

把药放在阴凉干燥处。不要放在潮湿的浴室，可以存放在厨房里的食品储藏柜里。

患者：我有一个壁橱，我可以把药放进去。

药师：您是否需要一个额外的药瓶，贴上标签，放在你的背包里，以便在下午 2 点或 3 点服用？

患者：那太好了。

药师：我想告诉你万一漏服怎么做。如果你漏服一剂，而且是在下一次剂量的 2 小时内，那就跳过这一剂，直接服用下一次剂量，剂量不要加倍。

患者：好的。

药师：假设你忘了早上 6:30 吃药，现在是上午 10:30。你应该怎么做？

患者：嗯，因为离下一次服药还有 4 个小时，我可以服用漏服的药物。

药师：没错！如果你漏服下午的一次，而你想起的时候是晚上 9 点半呢？

患者：直接跳过，只要服用晚上 10:30 的药就可以了。

药师：太好了！你掌握了药物用法。现在，我们已经涵盖了很多信息。为了确保我都解释清楚了，你能再告诉我一遍药名吗？

患者：青霉素 V 钾，规格是 500mg。

药师：好。你将如何服用？

患者：一天三次，分别是在我吃早饭前 1 个小时、下午 2 点或 3 点、晚上 10:30。服用 10 天。

药师：很好！你还记得有什么副作用吗？

患者：会引起胃部不适或腹泻。如果出现这些，和食物一起吃；如果这些副作用没有消失，打电话给你；如果我出现皮疹或呼吸困难，就去急诊。

药师：很好。记住要多休息，多喝水，必要时服用对乙酰氨基酚缓解喉咙痛。好的，最后一件事，很有必要再次跟你强调药物外观（把打开的药瓶给患者看）。首先，万一有人意外误服了它，你可以描述它。其次，万一你还要来配药（在这种情况下不太可能），你再次配的药也应该是这样的，或者你应该问药师为什么它不是这样的。我们从不想犯错误，但偶尔也会犯错，你是最后一道关卡。

患者：这确实是个好建议。我奶奶吃很多药，她应该知道药片的样子。

药师：我同意。你还有什么问题或者顾虑吗？

患者：我想没有。

药师：如果你离开后又想起什么事情，请立刻打电话给我。标签上有我们的电话号码，还有这张信息单。我是凯伦·图默，乐意为你效劳。

患者：非常感谢。

药师：不客气。我希望你很快好起来，如果方便的话，我可能过几天给你打电话，问问你的情况。

患者：当然可以。

药师：太好了。玛吉会按你的处方去取药。再见。

患者：再见。

## 将咨询表应用在实际工作中

许多药师工作很忙，可能没有时间完全按这个咨询表所列出的条款去做。咨询表是有效咨询的指南。时间、疾病的严重程度和药物的种类将是你如何使用咨询表的决定性因素。我鼓励你尽可能做到完善，从而确保患者离开药店时知道如何服用药物。

### 问题与思考

1. 患者咨询是"引导 - 提供 - 引导"的过程，这句话怎么理解？

2. 咨询和提供信息有什么区别？

3. 为什么提供信息不能预测依从性？为什么提供信息是依从性的先决条件，但不是充分条件？

4. 为什么咨询也被称为"专家会议"？定义并讨论每个参与者的专长。

5. 患者咨询和药学服务的区别是什么？

# 第 六 章

# 应对愤怒的患者

愤怒是人性的一部分，我们随处都能见到有理和无理的愤怒情绪。愤怒是指被冒犯时出现的情绪，如憎恨、蔑视和侮辱。关于这个概念的更多内容将稍后进行介绍。

我们自己的愤怒和别人的愤怒都能为我们制造问题。愤怒可以吓到一些人，引起别人更加愤怒，并导致思维不清晰和解决问题的能力降低。

学会如何更有效地应对愤怒并不是一蹴而就的事情。我们必须首先了解自己的愤怒和我们对愤怒的反应，以及这些反应是加剧了别人的愤怒还是专注于解决问题。本章将探讨愤怒的起源，以及如何开始以更有效的方式对待我们自己的愤怒和患者的愤怒。

## 什么是愤怒？它由什么引起？

愤怒是一种感受，没有好坏之分，而喜悦、伤害或恐惧是有好坏之分的。不是愤怒给我们带来了问题，是当我们感到愤怒时我们选择去做的事情给我们带来了问题，这些事情可能是有益的，也可能是无益的。愤怒不会让人感觉良好（一开始可能会，但长远来看不会），并且，愤怒在我们的文化中通常不被接受。但是，愤怒的感觉需要与不恰当地表达愤怒区分开来。

大多数情况下，愤怒是一种继发情绪。也就是说，它发生在其他感觉出现之后。我们常常在害怕或者受伤后感到愤怒。面对批评时，我们会感到愤怒，但可能首先感到的是受伤。理解这一点很重要。愤怒是对威胁或某种形式的不公正的回应，它被用来阻止身体上或情感上的痛苦。如果我用锤子敲打了手指，愤怒是一种常见的反应。如果我因为别人不友好的话而感到被轻视或受到伤害，我可能会用愤怒来掩盖我的受伤，因为愤怒比伤害感觉更好、更有力量。所以，愤怒在某种程度上阻止了受伤、害怕或痛苦的感觉。

愤怒也让我们发泄对生活中的困难和不公平的不满。虽然愤怒是一种有效的发泄方式，但也会带来问题。它可以让我们逃离愤怒试图掩盖的内心感觉。当我们压抑愤怒或不恰当地表达愤怒时，问题就会出现。

## 压抑的愤怒

被压抑的愤怒会积聚起来，最终可能以某种形式爆发出来。或者，它可能会导致严重的溃疡、心脏病或其他与压力相关的疾病。被压抑的愤怒是来自过去的愤怒，它是过去的事件遗留下来的。有三种类型的压抑的愤怒：成人压抑的愤怒，文化上压抑的愤怒和婴儿压抑的愤怒[1]。

成人压抑的愤怒是指当我们已经足够成熟可以照顾或保护我们自己时，发生在我们身上的不公正事件导致的结果[1]。婴儿压抑的愤怒是当我们不够成熟来照顾或保护自己的时候，发生的事件或不公正导致的结果。

文化上压抑的愤怒是由于文化规范或规则引发的事件或不公正所导致的结果。例如，文化对女性的物化，因此美丽的女性不会像男性一样被认真对待。

所有这些类型的压抑的愤怒都需要处理，否则不恰当的反应可能会蔓延。例如，一个患者必须等 15 分钟才能拿到处方，这看起来可能只是个小麻烦，但如果患者压抑了很多愤怒，并决定表达出来，就可能爆发。像这样的愤怒，如果不是从现在开始的，可能很危险。如果药师看到患者异常愤怒的反应，应该考虑采取适当的行动，如必要时打电话给安保人员。

当愤怒被压制或压抑时，我们就失去了关于我们是谁以及我们如何应对世界的信息。我们失去了与我们内心感觉的联系，它是关于我们如何驾驭生活的反馈。再次说明，我们需要知道我们何时受伤、害怕、生气、高兴等等，是什么导致了这些感受，这样我们才能成长和成熟。

### 不恰当地表达愤怒

以暴力、消极的攻击性行为或防备表达的愤怒会引发更多问题，真正的问题反而得不到解决。许多人发现，当有人大喊大叫或大发雷霆时，很难解决问题。当人们以消极的攻击方式行事时，也很难解决问题。

### 愤怒是如何产生的?

图 6-1 显示了愤怒产生的过程。这个过程开始于一些在身体上或情感上给我们带来压力的事情（压力源）。让我们举一个患者的例子，他总是来到药店抱怨一些事情（我们称他为"PITA"或"难相处的人"）。

史密斯先生总是抱怨一些事情，无论是天气、他的药费，还是他要等待的时间。听起来很熟悉? 很多药师都有一个像这样的患者。事实上，每当那个人进来时，药师通常都会派店员或技术员去接待他或她。史密斯先生进来了，药师带着沮丧和轻蔑的语气对店员说："哦，他又来了。去接待他，他快把我逼疯了!"

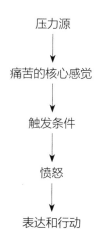

图 6-1 愤怒产生的过程

压力源是什么? 压力源是史密斯先生（或者我们认为——稍后会有更多讨论）。什么是痛苦的核心感觉? 是焦虑。药师感到焦虑，为什么? 可能因为他觉得他需要让史密斯先生高兴。我们称呼像史密斯先生这样的人为"PITA"或"难相处的人"，但真正的问题是我们不知道如何对待这样的人。试想一下，他们的行为非常一致：他们总是抱怨。那又怎样？真正的问题是，我们经常觉得有必要去纠正那些"难相处的人"，这种认知是错误的。控制自己和他人愤怒的关键之一是能够不受他人的影响——能够看到他人的抱怨、愤怒或沮丧与你或你是谁无关。难相处的人只是对生活感到愤怒，而你无法解决这个问题。

图 6-1 的下一部分是触发条件。触发条件是我们对自己说的话（有时是大声说出来的），对压力源和痛苦的核心感觉做出的反应。本例中，他们会说"哦，最好不是他，为什么他总是要抱怨？""为什么他总是在我工作的时候来？""这是不对的，他只会抱怨。"请注意，所有这些陈述都表达了某种类型的不公平或对生活本该如何的期望。正是这些内心的陈述把痛苦的核心感觉变成了愤怒。理解这一点很重要。不是史密斯先生说了什么或做了什么引起了我们的愤怒，是我们自己对世界本该如何的信念、期望和价值观造成了我们的愤怒。

我再举一个例子。去年夏天，我从费城飞往亚特兰大时，机长宣布由于亚特兰大地区的雷暴雨天气，我们将进入等候状态。机长说当我们获准着陆时我们会回到这里。于我来讲，盘旋比在暴风雨中尝试降落听起来好多了。但是坐在我旁边的先生却变得非常激动。他询问乘务员我们什么时候能够降落，乘务员说她不知道。然后他变得更加激动并说："看，我本来应该在我们着陆的 45 分钟后参加一个会议，这个会议非常重要，我必须准时到达。"乘务员告诉那位先生她无能为力，并让他回到座位上并放松自己。然后他看着我，生气地说："你能相信吗？坐下放松一下？当然，她说起来很容易，她又不会开会迟到！"

压力源是什么？航班延迟了，他开会要迟到了。痛苦的核心感觉是什么？对因迟到而受到训斥的焦虑或恐惧。触发条件是什么？可能是"这不公平！为什么偏偏发生在我身上？"这些导致了他的愤怒并对乘务员表达了出来。这个人（或前面例子中的药师）从来没想过他别的选择。对他来说，感到愤怒并表达出来是完全合理的、恰当的并且是唯一的反应。当然，他的另一个选择是问问自己他为什么焦虑并且最坏的结果是什么。如果他真的在为一家不能理解他在这种情况下迟到的公司工作，他才真正应该感到有压力。

## 生气的情绪

让我们考虑一下看待愤怒的另一种方式。接下来的一系列情况可能会导致一种愤怒的反应或者一种我们是受害者的感觉。本材料基于 C.Terry Warner 和 Arbinger 公司的工作 [2-3]。

生气的情绪和态度包括愤怒、憎恨和蔑视。感到被冒犯是对我们生气的对象做出的判断（认为别人错误地对待我们）。我们说："他 / 她冤枉了我……对我不公平……对我说话不尊重。"对他人和他人所做的事做出了判断和指责。指责他人其实是在表达自己受到了别人的伤害或对此感到难过。我们坚持认为，我们指责的那些人造成了我们的不安状态，我们是受害者。正是因为他人的言行，我们才会激动或受到伤害。我们声称对方要对我们的情绪状态和痛苦负责，因此我们不需要承担责任。我们是被动的，只是在回应，是被攻击的受害者。

从根本上来讲，这是不诚实的——自欺欺人，我们并非被动的，是我们对事件或行为的判断或赋予的意义引起了我们自己的不安。我们说："你才是问题所在，不是我！""当她这样对待我时，她怎么能期待得到我的同情和理解呢？"我们说服自己，别人不再值得我们同情和关心是因为他们对待我们的方式。我们说服自己，别人对我们不尊重，现在也不值得我们去尊重他。然而，最初造成问题的是我们赋予整个事件的意义。如果史密斯先生因为不想等 15 分钟才拿到药物而变得非常生气，那跟你有什么关系呢？如果你认为让史密斯先生高兴是你的工作（这是不可能的），那么一切都与你有关。造成你痛苦的是你的信念，而不是史密斯先生。如果你认为你的工作是关心他人和同情他人，那么即使史密斯先生很不高兴，你仍然会这么做，但这并不意味着你必须在 15 分钟内完成调配他的药物。

愤怒的反应是一种选择，它通常是不恰当的。它通常是对不公平感觉的一种反应，但其他的反应（如同情、理解）可能更合适。

## 恰当地表达愤怒

在理解了愤怒之后，让我们讨论一下如何恰当地应对愤怒的患者。让我们先设定一些基本规则。首先，药师必须明白，一旦你决定进行药学实践，就是决定了要为人民服务。因此，你与患者是一种非互惠的关系[4]。从本质上讲，当患者愤怒并对你大喊大叫时，你和所有在这种专业环境下工作的人都没有权利对他们吼叫。药师不会失去自尊，药师只是没有对他们吼叫的权利，稍后将对此进行详细介绍。

其次，药师要想作为专业人员有效地工作，必须废除"顾客永远是对的"这一政策。顾客并不总是对的，如果顾客总是对的，那么每次布朗先生坚持说他少了 5 片药时（每片 3 美元），药师就应该给布朗先生 5 片药，即使她知道自己清点了两遍。我曾听一些信奉"顾客永远是对的"这一政策的高层管理人员说，他们想要药师在布朗先生的案例中使用专业的判断力。很抱歉，你不能两全其美。你要么授权药师和那些通情达理的人做出合理的决定，要么总是给布朗先生 5 片药。"顾客永远是对的"这一政策是一种对药师弃之不顾的政策。对药师来说，这可能被剥夺权利并是一种羞辱。

我们需要用"顾客值得尊重"来代替"顾客永远是对的"。即使患者的行为通常不可接受，他们也应该得到尊重。正如 Reich 所说[5]："对人的尊重不是基于外在……一个人的可敬之处不在于外在的东西，而在于内在的品质，也就是说，这并不取决于他在艺术、科学或其他领域的成就。他们的神圣可敬是成就达到最高境界而选择隐姓埋名。因此，对人尊重的核心应该是其不计名利的品质，其重要性超越了任何其他特定的个性特征。"

换句话说，对人的尊重不依赖于他的成就，也不应因为他的不良行为而减少。正如 Reich 指出，我们应该尊重别人，因为不尊重他人就是不尊重人类的创造者。我们当然不需要喜欢或者容忍别人的坏行为，但他们的坏行为并不允许我们不尊重患者。同样，药师也应该得到患者的尊重。

那么，我们如何对待愤怒、辱骂或无礼的患者，同时又不会对他们不尊重呢？这个过程包括倾听、共鸣、尊重他人、尊重自己、能够不受他人的影响，以及自信的沟通。

## 对话

让我们来看看愤怒的患者和药师之间两个不同的对话，其中药师没有使用上述过程。在第一个对话中，药师比较有攻击性。第二个对话中，药师缺乏自信。然后，让我们看看如果使用上述过程是否会让相同的对话变得更有效。

一名45岁的女性患者走进药店，将一张新处方扔到柜台上。她显然很激动。药师以前从未见过她。

### 对话 1

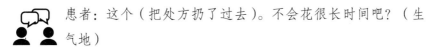 患者：这个（把处方扔了过去）。不会花很长时间吧？（生气地）

药师：好的，你前面还有4位患者，大概需要20分钟。（冷漠地）

患者：20分钟！你在开玩笑吧？我和医生约好下午2点见面，直到3:15他才来见我。现在我下一个约会又要迟到了。你们这些人一定以为我们除了等候你们，没有更好的事可做了！你所要做的不过就是往瓶子里扔几粒该死的药片。怎么要这么久？（生气地大声说）

药师：我不只是往瓶子里扔几粒该死的药片！听着，女士，我还有4位患者在你前面，你要等20分钟。要不要随你的便，医生让你迟到不是我的错。

患者：把处方还给我，我去别的地方！

药师：太好了！

### 讨论

这位药师的言语具有一定攻击性、防御性和对抗性。患者可能确实很难处理，侮辱和不尊重药师，但这并不意味着药师有权力不尊重患者。这位药师没有把这种情况看作是帮助患者的机会。帮助患者并不意味着药师必须在5分钟或更少的时间内完成处方的调配。如果其他的患者正在等待，他们的需求必须与当前这位患者的需求同时被考虑和尊重。然而，对待这位患者的方式却可以有其他选择。

## 对话 2

 患者：这个（把处方扔了过去）。不会花很长时间吧？（生气地）

药师：好的，还有 4 位患者在等待配药，大概需要 20 分钟。

患者：20 分钟！你在开玩笑吧？我和医生约好下午 2 点见面，直到 3:15 他才来见我。现在我下一个约会又要迟到了。你们这些人一定以为我们除了等候你们，没有更好的事可做了！你所要做的不过就是往瓶子里扔几粒该死的药片。怎么要这么久？（生气地大声说）

药师：抱歉。

患者：抱歉？这就是你能做的最好的事吗？真是可悲。如果你不能在 5 分钟内配好我的处方，我就去别的地方！

药师：好的，我会尽力的。

患者：不，你不明白。我要你在 5 分钟内完成！你们这些人怎么了？

药师：好的，我马上给您拿来。抱歉。

患者：嗯，你应该感到抱歉。现在就去帮我拿药！

## 讨论

这位药师缺乏自信，在取悦一个侮辱他的患者的过程中，他没有尊重自己。这将造成后续的问题，因为患者现在知道如果她抱怨得足够多，她就会得到她想要的。此外，其他正在等待的患者可能会因为药师把这个新患者排在他们的前面而不满意。当然，如果没有其他患者在场，这可能是一个可行方法；不过，药师应该告诉这位新患者："史密斯夫人，因为您很着急，我才先给您配药。我想让您知道，我正在为您破例，以后或许不能再这样做了。"此外，虽然药师应该尽可能地帮助和尊重患者，但他不必为这位患者的问题道歉，造成这些问题的不是他。

## 对话3

 患者：这个（把处方扔了过去）。不会花很长时间吧？（生气地）

药师：还有4位患者在等待配药，所以大概需要20分钟。（平静地）

患者：20分钟！你在开玩笑吧？我和医生约好下午2点见面，直到3:15他才来见我。现在我下一个约会又要迟到了。你们这些人一定以为我们除了等候你们，没有更好的事可做了！你所要做的不过就是往瓶子里扔几粒该死的药片。怎么要这么久？（生气地大声说）

药师：听起来您今天好像很沮丧。当您很忙而别人又不遵守约定的时间，确实令人恼火。但是，我确实有4位其他患者排在您前面，所以需要20分钟。我要保证我给患者配药时没有任何错误。

患者：这太荒谬了！你们这些人到底怎么了？你和医生都一样，都让我等待！

药师：（看着处方）史密斯夫人，我知道您很沮丧，我想尽快调配您的处方。但是我不想被骂或者被吼叫。如果您继续咒骂和大吼大叫，我就请您离开。现在，我要开始继续工作了，以免您继续被延误。（平静地）

患者：给我处方。如果你5分钟内完不成，我就去别的地方。我没时间等了。（仍然很激动，但稍微平静了一些）

药师：如果您觉得您需要这样做，我表示理解。您打算去哪家药店？我可以打电话提前告诉他们您已经在路上了，这样他们就可以开始准备了。或者您想打电话通知您的下一个约会，让他们知道您或许会迟到？

患者：我不知道（很沮丧，但比较平静），把处方给我吧。

药师：给您（递过处方）。希望您能准时赴约。

患者：嗯，大概不可能。

## 讨论

在这种情况下，药师不会让患者"糟糕的一天"毁了自己的一天。药师能够不受患者和她的问题的影响，因此能够同时尊重和关心自己和患者。药师让患者知道他理解她的沮丧，但他也表明了态度，告诉患者他不想被咒骂或吼叫。尽管药师不赞成她的行为，但仍然尊重她。药师通过自信的沟通来做到这一点。自信的沟通尊重了自己，也尊重了他人。

当药师很清楚他的言行改变不了这位患者，他仍然不介意。他占据了主动权，主动提出提前打电话到她选择的药店，或者让她使用电话。这表示他愿意帮助她，即使她很难相处。这是一个强有力的信息，可以对她和其他目睹此事发生的患者产生无限积极的影响。药师既专注于服务，又不会丧失自己的尊严。

## 总结

愤怒的患者给了你一个面对困境时依然表现出关爱、尊重和礼貌的宝贵机会。即使这样的行为并不能使患者平静下来，但绝大多数人事后会认为药师是礼貌地对待他们的（并且对自己的行为感到尴尬）。你没有破坏你和患者之间的关系，你的反应也没有给其他患者留下负面印象。你可以在一天结束回到家的时候，对自己的表现感到欣慰。

### 问题与思考

1. 为什么愤怒被称为是一种继发的情绪？
2. 愤怒的原因是什么？
3. 当前的愤怒和压抑的愤怒有什么区别？
4. 当我们对某人感到愤怒时，为什么经常会自欺欺人？
5. 为什么愤怒是一种感到被冒犯时出现的情绪？

# 参考文献

[1] LEE J H. Facing the fire. Experiencing and expressing anger appropriately. New York: Bantam Books, 1993.

[2] WARNER C T. Feelings, self-deception, and change. San Francisco, Calif: The Arbinger Co,1999.

[3] The Arbinger Institute. Leadership and self-deception. San Francisco, Calif: Berrett-Koehler Publishers, Inc, 2000.

[4] BERGER B A. Building effective relationships with your patients.US Pharm, 1998,23: 52-64.

[5] REICH W R. What "care" can mean for pharmaceutical ethics. J Pharm Teach, 1996, 5: 1-17.

# 第七章

# 自信

前面几章已经讨论过了倾听与共鸣、应对愤怒或棘手的患者。与倾听和共鸣以及应对愤怒的患者密切相关的是自信。我们必须主张共鸣反应，但有时，也必须声明我们不会满足他人不切实际或不适当的要求。例如，患者可能要求药师给未经授权的处方配药。如果没有医生的授权，这一需求是无法满足的。坚持自己的主张包括维护个人权利，采用直接的、诚实的和适当的方式表达思想、感受和信仰，而不侵犯他人的权力。

坚持自己主张的基本信息是，这是我所想的，这是我所感受到的，这是我对情况的判断。这句话表达了你作为一名健康专业人士的身份，而且没有支配、侮辱或贬低他人的意思。

坚持自己的主张包括尊重，但不包括顺从。顺从是一种卑躬屈膝的行为——就好像另一个人是正确的或更好的，只是因为他或她更年长、更有权力、更有经验、更有知识，或者是不同的性别或种族。当人们以谦卑、退让或过分抱歉的方式表达自己时，就会表现为顺从。

## 尊重、主张、权利和界限

要理解自信，首先要理解并接受人类是有权利的（参见本章末尾"你的自信的权利"）。他们有权得到公平的对待，得到尊重，有权在情感上、心理上和身体上与他人保持距离。最后一点非常重要，每个人都是独立的。我们的思想和感情不一定要与他人的思想和感情保持一致，即使是那些我们非常关心的人。我们不对别人的感受负责，也不对他们的行为负责。我们只对自己的感受和行为负责。自信的人会对自己的想法、感受和行为负责，他们尊重他人的权利，不会试图让他人为自己的感受和行为负责。自信的人有明确的界限，他们清楚自己是谁，清楚自己的感受。他们很清楚他们的权利何时被侵犯了。他们也很清楚，我们孩童时期学到的许多"应该做的事"对成人来说并不是很有效（实际上对儿童来说也不是很有效）。应该做的事包括"不要抱怨""不要伤害他人""不要质疑他人和事""总是帮助别人"等等。作为成年人，自信的人学会质疑这些应该做的事或规则，并决定什么对他们是最好的。

自信涉及两种类型的尊重：对自己的尊重，即表达自己的需求和捍卫自己的权利；对别人的尊重。作为药师，你的交流方式可以是不自信的、好斗的，或者是自信的。关于尊重，以下是三种交流方式的不同之处。

**不自信的人不尊重自己。**不自信的人有时可能不诚实，因为他们不相信自己有权利表达自己的想法和感受。由于他们对自己的权利缺乏尊重，他们可能会被攻击或者被操纵。然而，最终，不自信的人往往会鼓励他人做出不恰当的行为，因为这种行为将不会受到质疑。

**好斗的人不懂得尊重他人。**好斗的人会为了满足自己的需要而侵犯他人的权利。他们可能会大声说话，打断别人，而且通常试图掌控谈话的内容。他们必须是正确的，他们通常不会承认观点、价值观或想法上差异的有效性。好斗的人在与他人交流时经常使用责备、批评、讽刺、威胁和辱骂的方式。

**自信的人同时尊重自己和他人。**自信的人勇气可嘉，自信的人使用"我"来进行陈述（后面会详细介绍）。他们有自己的感受、思想和想法。他们尊重别人，也希望别人尊重自己。他们愿意开诚布公地交流自己的感受、观点和需求。当他们感觉到不被尊重或认为界限被打破时，他们也愿意沟通。值得注意的是，尽管自信的人信仰真诚的沟通，他们也很清楚真实和智慧不是一回事，他们意识到有时候真实可能并不合适。自信的人可能并不喜欢老板咄咄逼人的行为，但不会表露出来，因为他或她还没有找到另一份工作。自信的药师可能会意识到他接待的患者有情绪问题，当他用平静、理性的方式与患者交流时可能会很艰难。与其对患者说："你病得太重了，我没有办法处理。"不如这样回答："我很难理解你现在需要什么。"

## 用"我"进行陈述

练习自信的一个方法是用"我"进行陈述。"我"这种陈述方式使我们对自己的感觉、想法和需求负责。"我"的陈述方式常常迫使我们"审视内在",并决定问题是什么。为什么我们会对别人不满?我们希望发生什么?我们愿意提出什么解决方案?再次说明,用"我"进行陈述意味着对自己负责,意味着我们要意识到我们无法改变他人的行为。我们只能改变自己的反应,并告诉他人我们需要什么。注意,虽然本章非常提倡自信的沟通和用"我"进行陈述,但读者不应被误导而相信,如果人们很自信,人们总是能得到他们想要的,他们的需求也总是会被满足。这是完全错误的。满足你的需求不取决于其他人(如果对方愿意这样做,那就锦上添花了)。很明显,如果你不让别人知道你的需求,别人是无法满足你的。通过自信的表达,你更有可能被他人尊重和被认真对待,得到更多你想要的。

以下情况中使用"我"进行陈述是很重要的 [1]。

- 以一种缓和冲突的方式回应。
- 避免使用会使冲突升级的"你"来陈述。
- 确认感受。
- 确认引起冲突的行为。
- 帮助个人解决当前的冲突,防止未来的冲突。

表 7-1 给出了正确使用"我"进行陈述的例子。

为了在患者咨询过程中进行有效的沟通,你要保持一种自信的状态,以直率和自信的方式表达你的观点。人们通常对不自信的人没有很高的信心;相反,他们经常受到攻击。但关于自信有几个误解,自信的人往往被认为是粗鲁、无礼、固执己见和漠不关心的。一个真正自信的沟通者不是这样的。

表 7-1　"我"的陈述的使用

| 患者说 | 不恰当的回答 | 恰当地用"我"进行陈述 |
|---|---|---|
| 你应该为自己感到羞愧,30美元,就只是把几粒药扔进瓶子里! | 像你这样的人真让我恼火,你只会抱怨! | 我想解决你的问题,但我真的不想被大吼大叫,这让我感到很不舒服。 |
| 我不想戒烟,所以别再烦我了。 | 这是为了你好,你不知道吗? | 我不想打扰你,但我担心吸烟会使你的高血压恶化,引起更严重的问题。 |
| 我不敢相信我有高血压。 | 史密斯太太,没有那么糟糕。 | 史密斯太太,我知道这使你感到很惊讶。 |
| 你们这些人根本不关心我们。你们只知道赚钱。 | 饶了我吧,如果你知道我挣了多少钱,你就不会这么说了! | 我真的关心我的患者。我不知道发生了什么让你有这样的想法 |

## 陈述的类型

在我们回顾自信的技巧前,很重要的一点是明确几种可行的自信陈述的类型,分别为:

### 简单的陈述

"这件商品我不能退给你钱。"

"我希望你每天服用四次,直到症状完全消失。"

### 富有同情心的陈述

"我知道这完全出乎你的意料。你没有办法做准备。"

"我可以理解,必须服用三种不同的药物现在对你来说似乎难以承受。"

### 勇敢的陈述

"你说你会按我们讨论的那样服药,但我不确定你是否会认真对待。"

"我知道你很忙,但我真的需要和你谈谈你的药物。"

### 带有负面情绪的陈述

"当我无法向你解释如何正确服药时，我感到很沮丧。你似乎觉得这是你妻子的责任，而不是你自己的。我想再试试。当你这样做的时候，我真的不想让你离开药店，直到你对我做出一些承诺。"

### 带有积极情绪的陈述

"我很高兴见到你。"

"我很高兴你能按照计划的日期来继续配药。"

你能说出下面每种情况使用的是哪种反应方式吗？

---

**情况 1**

丈夫沉默不语，不愿说出他的心里话。妻子说："我猜你不愿意谈论你的烦心事。我想如果你能告诉我，你为什么不高兴，我们就能解决这个问题。"

答案：自信的。

**情况 2**

你想要加薪，然后说："你认为，呃，你有可能给我加薪吗？"

答案：不自信的。

**情况 3**

你和一个朋友在电话里聊了一会儿。你想结束谈话，你说："非常抱歉，我的晚餐烧糊了，我得挂电话了。希望你不要介意。"

答案：不自信的——你的晚餐并没有烧糊。

**情况 4**

在一次会议上，一个人经常在你讲话时打断你。你平静地说："抱歉，我想说完我的话。"

答案：自信的。

**情况 5**

一个盲人走过来，要求你买他的东西。你回答说："你们这些人认为，仅仅因为你们是盲人，人们就必须从你这里买东西。我肯定不会这么做。"

答案：好斗的。

**情况 6**

男人向女人提出约会。她曾经和他约会过一次，她对再次和他约会不感兴趣。她回答说："哦，我这周实在太忙了，我想周六晚上没有时间见你。"

答案：不自信的——这个理由不诚实。

**情况 7**

妻子沉默不语，不愿说出心里话。丈夫说："又开始冷战了，说出来会杀了你吗？"

答案：攻击性的。

## 自信的技巧

下面的每一种技巧，如果运用得当，可以帮助你自信地与患者交流。这些自信的技巧摘自《当我说不的时候，我感到内疚》一书[2]。

**重复同样的话**。冷静的重复——一遍又一遍地说出你想要的，你可以在交流中不屈不挠，而不必事先为争吵或感到愤怒做好准备，从而在与他人打交道时"占据上风"。

"从专业的角度说，不建议你在服药的时候饮酒。"（重复说）
"凭良心说，我不能按照处方上写的配药。"（再一次重复）

**"迷惑"**。冷静地承认你的批评者他或她所说的可能有一定道理，以此来接受批评，但是保留你对自己所做事情的判断力。

患者：真愚蠢。为什么我必须一天服用三次药物，并和食物一起服用呢？
药师：我知道这听起来令你很困惑。

患者：你只是个药师。我的医生告诉了我需要知道的一切。

药师：你说的对，我是药师。我和你的医生一起确保你知道如何正确服药。

**否定的询问。** 积极地鼓励患者提出批评，通过与患者更多的交流来获取和使用有价值的信息，同时可使批评者更加自信，从而减少对强制性方法的依赖。

患者：这太荒谬了。我做不到一天服用四次。

药师：一天服用四次让你很烦恼吗？

药师：我刚才告诉你的事，你为什么不喜欢？

**可行的妥协。** 当你觉得你的自尊没有受到侵犯时，向对方提出一个可行的妥协方案是可以的。你可以为你的物质目标讨价还价，除非这种妥协影响了你的个人感受和自尊。然而，如果最终目标涉及你的自我价值，那就没有妥协的余地。

药师：因为这是止痛药，我只能给你发处方上一半数量的药。

**对问题进行排序。** 有时候，在交流和互动过程中，几个问题会相互交错。除非对这些问题或信息进行整理排序并分开处理，否则他人可能会感到困惑、焦虑和内疚。因此，分别处理这些不同的问题对双方都有好处。

患者：我还以为你是我朋友呢。你为什么不告诉我，我女儿在吃避孕药？

药师：我是你的朋友，但我也是药师。作为你的朋友，我需要和你讨论这个问题；但作为药师，我必须为你女儿保密。

患者：我大老远跑过来就是来配药的，现在你又说我来配药太早了。你知道，我在你们这里买过很多药。

药师：我很感激你在我们药店买了很多药。但现在来续配药物确实太早了。

**消除愤怒。** 消除愤怒是一种非常有效的保护性技巧，这个技巧包含提供给另一个人的诚实的约定，如果这个人正在大发雷霆，事实上，可能已经处于暴力行为的边缘。这样做的目的是达成一个协议：你可以谈论任何对方想谈的事情，但前提是要先消除一些怒气。写下一个愤怒的人的意见往往有助于平息愤怒，还能让愤怒的人缓和下来，因为你写字的速度没有他大喊大叫时说话的速度快。此外，在保存记录时，人们通常会更谨慎地选择用词。

药师：我很乐意帮助你解决这个问题。可是，当别人对我大喊大叫的时候，我就会非常紧张。我需要你用正常的语气跟我说话，然后我才能为你做事。

药师：哦！我没有意识到发生了错误。让我拿支笔和纸。我想把这个问题的所有细节都写下来。

**选择性忽略。** 选择性忽略是对他人特定内容进行区别性的关注或不关注。也就是说，对于不公正的或侮辱性的交流，可以不予回答，而仅对那些不伤人的、不产生罪恶的、不偏见的或公正的陈述进行回答。

患者：嘿，亲爱的，你准备好我的药了吗？

药师：（就事论事，没有对性别歧视做出回应）让我查一下，约翰逊先生。

患者：这些说明真让人摸不着头脑。你何不到我家来给我解释一下呢？

药师：我很乐意在这里给您解释。您哪里看不明白？

## 你的自信的权利

变得更加自信需要练习。这也需要你致力于去了解、理解和实践有关自信的权利。这些权利是 [2]：

■ 判断你自己的行为、思想和情绪的权利，并对其产生和后果承担起自己的责任。

■ 不需要为自己的行为辩护而提供理由或借口的权利。

■ 判断你是否有责任为他人的问题寻找解决办法的权利。

■ 改变想法的权利。

■ 犯错的权利——并为之负责。

■ 说"我不知道"的权利。

■ 在和他人打交道之前，独立于他人善意之外的权利。

■ 做出不合逻辑的决定的权利。

■ 说"我不明白"的权利。

■ 说"我不在乎"的权利。

■ 说"不"而不感到内疚的权利。

## 总结

当你不相信你有这些权利的时候，你的交流很可能是不自信的或带有攻击性的。自信并不总是能让你得到想要的，也不会改变别人不恰当的回应方式，但你会对自己感觉更好。

### 问题与思考

1. 为什么很多人会把自信和攻击性搞混？你如何区分这两者？

2. 下面哪些是自信的表述？哪些不是？把不自信的表述改成自信的表述。和朋友讨论你的答案。

"这门课很无聊。"

续表

## 问题与思考

"我很想和你一起出去，但是我已经约了别人了。"

"我认为我工作很努力，应该得到加薪。"

"你们这些人以为我们所要做的就是坐在那里，等着你们给我们配药！"

"你的那些话冒犯了我，希望你停止。"

"我真的很喜欢你这件衬衫。它会让你的眼睛看起来更蓝。"

"琼斯太太，我真的想要你每天服用这种药来控制你的血压。"

3. 为什么有些人很难做到自信？

4. 你需要在哪些方面更加自信？讨论一种或两种情况，在这种情况下你本可以更自信，但却没有。你需要做什么才能更自信？什么阻碍了你？

5. 讨论以下陈述："自信意味着获得更多你想要的。"

## 参考文献

[1] Ohio Commission on Dispute Resolution & Conflict Management. Rethinking "I" statements.[2020-09-15].http://www.state.oh.us/cdr/schools/contentpages/Istate21.htm.

[2] SMITH M J.When I say no, I feel guilty. New York: Bantam Books, 1975.

# 第 八 章

# 冲突管理

生活中充满着一系列需要解决或避免的问题或冲突。有些人把问题看作是成长的机会，另一些人则认为问题是负担，觉得无法解决。当面对一个问题时，你是抱怨、回避，还是解决问题？心理学家 Carl Jung 曾说过：神经症总是合理痛苦的替代品。他的意思是，每当我们试图避免生活所带来的痛苦时，我们都会给自己带来更多的痛苦。问题或冲突并不会消失，我们经常也会因为逃避而感到信心不足或胆怯。

在《人迹罕至的道路》一书中，Scott Peck 写道[1]：

生活之所以艰难，是因为面对和解决问题的过程是痛苦的。问题，根据其性质不同，会使我们感到沮丧、不幸、悲伤、孤独、内疚、遗憾、愤怒、恐惧、焦虑、痛苦或绝望。这些都是不舒服的感觉，通常非常难受，和任何身体上的疼痛一样痛苦。事实上，正是因为事情或冲突在我们身上产生的痛苦我们才称之为问题。生活中会出现无穷无尽的问题。生活总是艰难的，充满了痛苦和快乐。

通常，我们在生活中体验到的快乐来自解决问题，因为我们有机会学习新的处事方式和新的自我。我们与他人的一些互动不可避免地会导致冲突或问题。我们把许多不同的信仰、价值观和关于这个世界应该如何的想法带到我们的关系中，因此很可能会产生冲突。不幸的是，很多人认为这是一件坏事，因为它使人感到不舒服。事实上，这是一个学习和成长的机会。

生活不是关于和某个人建立一种特殊的关系。而是无论结果如何，让你拥有足够的勇气去经历丰富多彩的生活；无论处于什么样的关系中，尽可能多地了解你是谁（不管是好的还是痛苦的）。精神疾病和功能障碍的真正悲剧在于，在生活中，我们往往是一种警惕又害怕的生物，我们变得戒备心强，思想僵化，把我们的经历封闭起来。只有当我们充分利用我们从经历中获得的一切时，我们才能成为完整的自己；否则我们就会退回到封闭、墨守成规和思想僵化的状态。真正的勇气是完全投入到经历中，即使带来了痛苦。

冲突有激发创造性思维、提供反馈和作为催化剂的潜力。我们可以把冲突看作是解决问题的机会。正如 Peck 所说[1]：

在认识和解决问题的整个过程中，生活才有了意义。问题是决定成败的关键。问题激发我们的勇气和智慧；事实上，它们创造了我们的勇气和智慧。正是因为这些问题，我们在思想上和精神上获得了成长。当我们想要鼓励人们在精神上成长时，我们挑战并鼓励人们解决问题的能力，就像在学校里我们故意为孩子设置问题让他们去解决一样。正是通过直面和解决问题的痛苦，我们才得以学习。就像 Benjamin Franklin 说的那样："那些伤害你的事情，才能给你指引。"正是因为这个原因，明智的人学会不再恐惧，而是迎接问题的到来和问题带来的痛苦。

我们大多数人都不那么聪明。由于害怕痛苦，几乎我们所有人，或多或少，都试图避免问题。我们拖延问题，希望它会消失。我们忽视问题，遗忘问题，假装问题不存在。我们甚至服用药物来帮助我们忽视问题，通过麻木自己来忘记这些引起痛苦的问题。我们试图回避问题，而不是直面问题；我们试图摆脱问题，而不是战胜问题。

Peck 说，冲突或问题实际上创造了我们的勇气和智慧。没有冲突和问题，就没有勇气和智慧。

患者对治疗方案依从性的最重要预测因素是患者对医疗服务人员（你，药师）的看法，即你是服务者和支持者。但是，不可避免的是，当你和你的患者在一起时，某种形式的冲突和问题就会出现。你处理冲突或问题的方式会改变你与患者的关系。本章将为你提供处理冲突的技巧。

## 冲突的原因

下面的段落描述了一些冲突的原因。

**缺乏意识。**意识包含想要了解的意愿，以及了解。有人可能试图让你意识到一个事实或问题，但你可以选择忽略或避免它。如果患者没有意识到如何正确服用药物，那么，当药物不起作用或造成伤害时，就会产生冲突。

**不相容的目标。**当冲突发生时，几乎总是因为一方认为其目标的实现受到了威胁。威胁可以是真实的，也可以是自己想象的。例如，一个患者的目标可能是很快拿到他的药物，而药师的目标可能是准确性，并为患者提供关于他的疾病和药物治疗的重要信息。

**稀缺资源。**冲突中的各方有时会发现自己在争夺资源（奖励）——无论是有形的（加薪或升职）还是无形的（尊重、权利、信任）。以药学为例，药物信息对患者来说是一种稀缺资源，而提供这种信息的时间对药师来说是一种稀缺资源。

**依赖性。**冲突发生在无法独立行动的双方之间。双方都需要意识到他们在多大程度上依赖彼此。药师需要技术人员来完成技术工作，这样药师就可以为他们的患者提供技术人员无法胜任的服务。当我们依赖别人的时候，冲突就可能会出现，因为他们没有完全按照我们的想法行事。

**价值观。**人们有不同的价值观。人们常常把儿童时期形成的价值观视为绝对的"对"和"错"，而不是对他们适用或不适用的信念。当我们面对相反的价值观或信仰时，冲突就会发生。相反的价值观、信仰或思想使我们的信仰受到质疑。这让我们感到不舒服，因为有可能我们花了生命中相当大的一部分时间去相信一些可能不真实的事情。不幸的是，大多数人没有把这看作是一个质疑他们自己所学或学习新真理的机会。很多人把冲突看作是捍卫自己信仰的机会，即使这些信仰并不有效。人们只是抗拒改变。

## 克服对改变的抗拒

一些有助于克服对改变的抗拒的策略包括以下几点[2]：

**教育。**教育有助于提供可能缺乏的信息，并有助于澄清对改变的不准确看法。告诉患者药物的正确使用方法可以避免误解和不当的使用。

**沟通。**适应改变的人需要支持和鼓励。积极的倾听和共鸣将为那些难以接受改变的人提供必要的支持。患有慢性疾病的人需要这样的支持和鼓励。

**参与。**当人们也参与到有关改变的决策中时，改变的过程会更加顺利。让患者参与到影响他们健康和生活的决策中是很有意义的。

**解决问题。**使用解决问题的技巧可以帮助相关人员接受和同意所需的改变。重要的是要明白，当我们避免冲突或问题时，会发生三种情况，而这三种情况都会阻碍我们的成长：我们最初的问题仍然存在。首先，我们制造了一个新问题，即我们现在必须否认问题的存在，从而不让自己产生挫败感；其次，我们扭曲了事实；最后，可能也是最重要的，我们否定了自己。我们知道我们回避了问题，感觉并不好，我们也阻碍了自己的成长。

## 解决问题的语言

处于冲突中的人们会使用一种特定的交流方式或语言。发生冲突时的语言常常会攻击人，人们会说："你让我生气了！""你太敏感了！""如果不是你……""你总是那样！"顺便说一下，大多数人对最后一句话的回答是"我并没有总是那样。当我那样做的时候你再告诉我！"然后双方开始争论，忘记了最初的重点是什么。问题没有得到解决，现在我们又有了一个新问题，双方不是伤心就是生气。

解决问题的语言应把焦点放在问题上：针对问题本身。解决问题的语言应表达寻求解决方案的意愿，这个解决方案应是双方都能接受的，且同时达到双方的目标。双方都应公开、诚实地表达感受、事实和想法，双方也应共享提出问题和澄清问题的责任。反馈对于澄清问题和准确定义问题很重要。

## 反馈的规则

提供反馈的一般规则如下 [3]：

1. 叙述而不是评判。叙述性的陈述在解决问题时提供了有用的材料。"琼斯太太，我注意到你应该在 7 天前就来补充你的药物了。你的药物方案改变了吗？"

2. 具体而不是笼统。当叙述具体的事件和行为时，反馈更有效。"当你按时来补充你的药物时，我会很高兴。"

3. 处理那些可以改变的事情。反馈的目的是帮助接受反馈的人；因此，反馈必须集中在对方能够控制的事情上。"我相信我有很多办法可以帮助你记住服药。你想听一听吗？"

4. 在别人愿意倾听时，在他们需要的时候给予反馈。有效的反馈需要双方的努力。如果被反馈者不想要这些信息，那么应该在晚些时候再给出反馈。

5. 考虑给予和接受反馈的动机。为了使反馈更有效，被反馈者应该诚恳地关注反馈的内容，反馈者应该恰当地帮助被反馈者深入了解他或她的行为。"我知道你很关心自己的血压。"

6. 在行为发生时给予反馈，除非被反馈者无法当时处理。最合适的反馈是在行为发生后立即给出。这允许被反馈者根据自己的观点来验证反馈，并对改变行为做出判断。

7. 当反馈的准确性可被其他人验证时，给予反馈。当其他人在场时，提供反馈可能是有用的，特别是当被反馈者不接受反馈时。当其他人在场时，他们可以证实反馈者的观点，表明反馈的正确性。

## 处理冲突的策略

现在让我们讨论一下具体的冲突管理策略。这些策略可分为三类：一赢一输策略、两败俱伤策略和双赢策略。首先我们来看看那些无效的策略——那些解决不了问题的策略。我们需要理解为什么一赢一输策略和两败俱伤策略不起作用很重要，从而关注那些有效的双赢策略。

**一赢一输策略**。这种策略中既有赢家，也有输家。有三种类型的一赢一输策略：竞争、迁就和控制。所有这些类型中，参与者都认为，一场冲突中有人会赢，就必定有人会输。至少有一个参与者知道"上帝啊，那个输的人不要是我！"

**竞争**的特点是对满足自己的需求有强烈的愿望，而不愿意满足冲突中另一方的需求。竞争策略针对的是人，而不是针对冲突或问题本身。通常，一方会用自己的权威来取胜，通过牺牲另一方来满足自己的需求。

例如，当患者无法忍受一种新药的副作用并将其退回药店。药师可以让患者退药，也可以告诉患者，法律规定处方药不能退。如果药师用法律来为自己辩护，他或她就会使用竞争策略。药师会赢，因为不用承担退药造成的损失，而患者会输。

**迁就**的特点是对满足自己的需求期望不高，而有很强的意愿去满足冲突中另一方的需求。使用这种策略的人会觉得有必要不惜一切代价去维持和谐的关系。他们有一种被别人接受的愿望，当他们与其他人的意愿冲突时，他们会向对方的意愿妥协。使用这种策略的人认为冲突是一个破坏性的、痛苦的过程。容易妥协的人通常较为自卑，他们认为自己没有权利拥有自己的信仰、想法和价值观。他们还认为自己要对别人的感受负责。他们承担了太多的责任。

现在来简单地探讨一下责任问题。我们所有人都必须做出的最困难的决定之一就是我们要明确对什么负责。例如，如果一个患者因为等待而生气，我们是否有责任让她高兴，或者把她的需求放在其他不抱怨的患者前面？我们有责任为别人解决问题吗？这会对他们有帮助吗？这些问题的答案很复杂。你必须先问问自己，你是否受到了这个问题的影响，影响的方式是什么？对于这个问题你必须有所行动吗？你的行动会解决这个问题吗，还是会产生另一个更大的新问题？

例如，当一个患者走进药店，走到队伍前面，坚持现在就要立刻配好他或她的药。药师配好了这位患者的药，对患者的愤怒做出了让步，而丝毫不顾及其他患者的感受。现在，有几位患者也生气了，因为他们的处方被耽搁了。从本质上讲，药师把一个问题变成了另一个问题。

**控制**的特点是合作度低，且富于攻击性。人身攻击是针对他人的，而不是针对手头的问题。使用这种策略的人是出于控制他人或控制他人行为的需要。他或她使用权利或威胁来赢得胜利。

例如，当一个技术员打电话请病假时，另一个值班的技术员已经工作了 7 个小时，而且将在 1 个小时内下班。经理告诉这个技术员，他必须工作到打烊（比预定时间多工作 4 个小时）。技术员因为有一个约会计划而变得心烦意乱。这位经理并没有以一种理解的方式向技术员求助，而是称技术员不专业，并告诉他，如果他不工作到打烊，以后就不要指望经理会给他任何帮助。

**两败俱伤策略**。这种策略会导致双方的失败。有两种类型的两败俱伤策略：逃避和妥协。

**逃避**的特点是合作度低，且不自信。冲突被看作是无用的和惩罚性的经历。逃避意味着从精神上（情感上）和身体上远离冲突，回避分歧和矛盾。

例如，史密斯太太是一位富有的退休妇女，当她走进药店时，通常心情不好。大家都知道如果不立刻接待她的话，她会说脏话。因为药师不想面对她（甚至不喜欢和她打招呼），他总是派一个技术员去和史密斯太太谈话。在此期间，药师表现得很忙，从不和史密斯太太有眼神交流。

**妥协**是一种广泛使用的策略，其特点是适度地满足自己的需求和对方的需求。不幸的是，没有一方对结果完全满意。人们通常匆忙地选择了一个不是最好的，也不是最有效的解决方案。在问题和目标上没有直接的冲突。大多数人不认为妥协是一个两败俱伤的提议。

如果妥协是一种两败俱伤策略，为什么人们会如此频繁地使用它呢？为什么人们很迫切地想立刻提出解决方案？事实上，人们会避免痛苦，不愿付出努力来想出各方都能接受的解决方案。要找到各方都能接受的方案，必须提出问题、挖掘感受，找到对他人来说最重要的事情。这需要努力、客观和冒险。之所以会有风险，是因为当你真正问某人想要什么以及为什么时，可能会改变你自己，即使这种改变可能是好的，我们通常也不喜欢改变。

例如，一对已婚夫妇既可以出去吃饭，也可以去看电影。双方都喜欢这两种活动。她想出去吃饭，喜欢吃海鲜。他想出去吃饭，但不喜欢吃海鲜。他建议去城里看伍迪艾伦的新片。她喜欢电影，但讨厌伍迪艾伦。他们妥协，如果她下周和他一起去看伍迪艾伦的电影，他就同意这周和她一起去海鲜餐馆。

他们没有努力去找一家双方都喜欢的餐厅和一部双方都喜欢的电影，而是"把他们的爱放在妥协测试中"。这周他坐在他讨厌的餐馆里，而她下周会去看她讨厌的伍迪艾伦的电影。但要记住：如果两人都喜欢海鲜，又都喜欢伍迪艾伦，但又负担不起每周都同时去吃海鲜和看电影，那么上述妥协就是双赢。

**双赢策略。**我们已经讨论了不起作用的策略，现在我们将要讨论双赢的策略。其实只有一种双赢策略：解决问题。

## 解决问题的步骤

解决问题的特点是双方都同意一个可以接受的结果。解决问题的过程有五个步骤。

1. 识别问题。重要的是不仅要识别确切的问题和问题的性质，而且要识别谁"拥有"这个问题——谁对这个问题负责。我们不负责解决别人的问题。药师有义务就如何服用药物和其他与健康有关的事项向患者提供建议。但是，当你尽最大努力却没有被倾听，你会怎么做呢？当患者始终不听你的劝告时，你该怎么做？

2. 找出所有可能的解决方案。这可能需要与他人进行头脑风暴。想出的解决方案越多，确定问题的最佳方案的机会就越大。在头脑风暴中，一个问题可能存在多种解决方案，大家都明白重要的决策或解决方案可能需要时间，所有可能的想法都必须表达出来。头脑风暴允许两个人或更多的人对一个问题提出许多可能的解决方案。表 8-1 介绍了头脑风暴的一些基本规则。

3. 确定哪种解决方案是最好的。在找到了所有可能的解决方案后，选择最佳的解决方案。这个解决方案对所有人都适合吗？

4. 确定如何实施解决方案。选择解决方案后，决定实施方案的行动计划。这取决于问题的类型。

5. 评估解决方案的结果。这是一个双赢的解决方案吗？双方对结果都满意吗？在这个问题上，有没有什么是开始就可以避免的？

这些步骤是连续的，但是根据具体情况，有些步骤可以重复或省略。

表 8-1　头脑风暴的规则

| 头脑风暴的规则 |
| --- |
| 1. 参与人员对问题进行定义。 |
| 2. 保持愉快、轻松的氛围。 |
| 3. 所有参与者都尽可能多地说出他们所能想到的想法。 |
| 4. 想法不能被批评或忽视。 |
| 5. 所有的想法都被记录下来，避免任何想法被忽视或遗忘。 |
| 6. 在上述步骤中，参与者追求的是数量，而不是质量。 |
| 7. 参与者可以自由地对想法进行组合或改进 |

## 总结

　　问题和冲突是不可避免的，解决问题和冲突需要勇气和反省。因为面临问题会让我们感觉到痛苦，我们经常试图避免问题或寻找快速解决方案，但这很少有效。本章提倡一种解决问题的方法，以及针对问题而不是针对人的语言。实践这种方法对你的职业和生活都是非常有益的。

## 问题与思考

1. 讨论下面这段话："没有问题或冲突，就不需要勇气。事实上，是问题或冲突为我们创造了勇气。"

2. 为什么妥协的最终结果是两败俱伤？

3. 为什么在给别人反馈之前，你要仔细考虑自己的动机？

4. 讨论头脑风暴的规则。你认为哪些规则是人们最常违反的？

5. 头脑风暴和解决问题有什么关系？

6. 患者和药师之间最常见的冲突是什么？为了减少或解决这些问题我们可以做些什么？

# 参考文献

[1] PECK M S. The road less traveled. New York: Simon and Schuster, 1978:16.

[2] DAFT R L, STEERS R M. Organizations: a micro/macro approach. Glenview, Ill: Scott, Foresman and Co，1986:575-580.

[3] FILLEY A C. Interpersonal conflict resolution. Glenview, Ill: Scott, Foresman and Co,1975:41-43.

# 第九章

# 帮助患者改变

改变是生活中为数不多的常理之一，换句话说，唯一不变的就是变化。然而，我们大多数人并不完全能适应改变。人们不仅对变化的适应程度不同，对变化的容忍程度也不同。每个人对不同的变化会产生不同的反应。正如 John Kenneth Galbraith 所说，当人们在改变和证明改变是不必要的之间做出选择时，大多数人都会忙于证明。考虑到他们对压力（变化）目前的适应水平和反应，人们采用他们认为最好的解决问题的方法来满足他们的需求，即使这些方法是没有用的。也就是说，在人们学习新的东西之前，他们只会做他们熟知的事情。通常情况下，面对改变时，人们会做一些看似非理性的事情。但是，如果我们耐心、仔细地观察，我们可能会发现，人们是在试图利用别人所知的来满足自己的需求。例如，一些患者可能会故意让自己一直生病，因为这样他们就会得到别人的关注。了解这一点可能会促使药师关注患者的健康行为。

管理疾病需要行为的改变。例如，要管理糖尿病，患者必须正确服药，按时监测血糖，经常改变饮食习惯，并进行充分的锻炼。这些改变，尤其是生活方式的改变，并不容易。面对这些变化，人们往往会回避他们必须做出的重要选择。

人们抵制改变是正常的，直到他们相信改变实际上对他们有好处。我

注：本章由 William Villaume 协助编辑，并对"面子"讨论部分的书写做出了贡献。William Villaume，药学博士，副教授，药学服务系，哈里森药学院，奥本大学，亚拉巴马州。

们每个人心里都有一杆秤，会去权衡做出改变的利弊。利弊的多少和性质我们都会去考虑，我们在决定是否改变时，不只是权衡利弊的多少，我们也衡量这些利弊的重要性或突出性。例如，一位患者可能知道服用某种特定的药物降压效果非常好，但是如果这种药物非常昂贵（他负担不起），他可能会决定不用这种药。在与患者讨论药物使用时，我们需要确保他们了解药物使用的好处（利），并知道如何克服困难（弊）。否则，天平可能会倾斜到对服药不利的一边。如果患者看不到注射药物的好处，为什么还要忍受注射的痛苦呢？当利小于弊或弊明显大于利时，就会产生对改变的矛盾心理和抵制。在本章的后面，我们将进一步讨论这个问题。

考虑到正在进行的医疗改革尤其是药学行业改革，以及患者在管理疾病时所需要做出的变化，我们将讨论面对改变的情绪反应和行为反应，人们面对改变时的心路历程，经历改变的阶段，我们如何帮助人们改变，如何评估一个人是否为改变做好了准备，如何选择适当的技巧和干预策略来配合一个人为改变做出的准备，以及最后，改善患者的准备过程来管理他们的疾病。

## 面对改变的情绪反应

表 9-1 列出了面对改变的各种情绪反应。表 9-2 列出了一些原因，说明为什么在情感层面上改变是很困难的。让我们来看看各种情绪的反应及其原因，以及我们如何有效地应对这些情绪和原因。在本章最后，我们将更深入地探讨如何处理对变化的抵触。

**恐惧、焦虑和矛盾心理。**当面对改变的需要时，我们可能会变得焦虑或害怕，可能会质疑我们做出改变的能力以及我们对改变的适应能力。我们有必备的技能吗？我们知道对自己有什么要求吗？这种改变真的有益吗？如果我们需要培训，会有相应的培训吗？如果我们一开始就有困难，别人会认为我们愚蠢或者无能吗？我们知道关于疾病及其治疗所需要知道的一切吗？我们还有未被解答的问题吗？所有这些问题都会让我们感到恐惧或焦虑。如果这些问题没有得到很好的回答，我们就会对改变感到矛盾或抗拒，而矛盾是人们不愿做出改变的主要原因。他们不知道做什么，怎么做，或者他们是否能做到。矛盾心理会让人们停滞不前，导致他们束手束脚、小心谨慎，或者刚好相反。当人们感觉矛盾的时候，他们通常会保持旧的熟悉的行为习惯。抗拒也是如此，抗拒是矛盾心理的一种更为主动的形式。

### 表 9-1　面对改变的情绪反应

| |
| --- |
| 恐惧、焦虑和矛盾心理 |
| 愤怒、责备和找替罪羊 |
| 麻木，或者逃避 |
| 兴奋、喜悦和释放 |
| 沮丧 |
| 存在性抑郁和临床抑郁 |
| 感觉失控 |
| 羞愧和内疚 |
| 孤独感 |

### 表 9-2　做出改变很困难的原因

| |
| --- |
| 对转变的能力缺乏信心（我有这种技能吗？我真的能做到吗？） |
| 对需要什么缺乏理解（眼界） |
| 缺乏参与 |
| 看不到改变对个人和职业的好处 |
| 认为不改变也很好 |
| 怀疑自己是否"做错了什么" |
| 认为"我年纪太大了，无法改变了" |

为了帮助人们适应变化的过程，必须解决这些问题。倾听和共鸣（我们在第四章讨论过）非常重要。我们必须认真对待人们的恐惧和担忧，并以尊重的方式做出反应。恐惧或焦虑需要被尊重（"所以，你担心你可能不具备做出必要改变的所有资源"），而不是被轻视。尝试减少恐惧（"哦，别这样，没那么糟糕"）也不是获得信任的有效方法。与他人比较

（"其他患者在这方面没有困难"）也同样不是很有效。

**愤怒、责备和找替罪羊。**人们在面对改变时变得愤怒或有防卫心理是很正常的，尤其是当他们不认为自己参与了将对他们有直接影响的过程或决策时。因此，在帮助员工或患者应对变化时，参与和反馈必不可少。

如第六章所述，愤怒是一种情绪，经常被用来掩盖另一种情绪，如恐惧、焦虑或沮丧。人们通常不会承认他们因为改变而感到害怕，而是把这种感觉转化为愤怒，因为愤怒让人感觉更强大，不那么"软弱"。有时，在这种愤怒反应之后，是责备、找替罪羊，或某种形式的贬低。人们开始责怪某人或某事，称这种改变是愚蠢的或不必要的，并解释为什么他们不能做出改变或为什么改变没有用。他们可能会低估改变的重要性，也无须做任何事情。毕竟，如果改变不重要，他们为什么要投入时间精力去改变呢？

关键是要理解这些反应表明人们对变化感到的威胁和焦虑。这种感觉需要被探索和理解，而不是被忽视和最小化。每个人都需要得到尊重，因此恰当的表述应该是"根据你所说的，我认为你不相信改变是理所当然的。告诉我为什么，我想听听你的意见"或者"考虑到我们面临的问题，你有什么其他的建议？"我们可以让人们对自己的言论和行为负责，而不会受到惩罚或羞辱。

**麻木，或者逃避。**面对改变的一种反应是逃避一切——变得麻木，表现得好像什么都没有改变：如果我不去想它，它就会消失。尽管我们大多数人都认为这是不健康的，但这仍然是人们感到威胁时的一种处理方式。

麻木也意味着决定什么都不做，而不是去改变，因为很多其他人也做出了同样的决定，即使所有人都知道这个决定可能对自己或他人有害。例如，一些药师不为他们的患者提供咨询，即使他们知道这样做（即：什么也不做）会将患者置于危险之中。这些药师用其他药师推卸责任的事实，作为他们不提供咨询的理由。没有时间和缺乏报酬也经常被用来作为他们不提供服务的借口。然而，时间和金钱肯定不如一个人的生命重要。

**兴奋、喜悦和释放。**有些患者在被诊断出患有某种疾病时，实际上可能会经历这些情绪。例如，发现自己患有糖尿病的患者，可能在最终知道为什么自己长久以来感觉如此糟糕后感到释怀。知道病情是可以控制的，她感到如释重负，觉得可以重新掌控自己的生活。对许多人来说，不管是工作条件、技术、健康还是生活的其他方面，如果改变显然是对他们更有利的，那么改变就会令人兴奋。

对变化的积极的反应应该得到口头上的认可或支持。如果某位患者在处理自己的疾病方面做得特别好，就应该得到肯定，比如"我喜欢你按时服用药物并定期监测你的血压"，这样就可以让患者重复你想要他做的事情。不幸的是，我们常常把注意力放在人们做的我们不喜欢的事情上，而不是放在他们做的我们喜欢的事情上。我们有时会问自己，为什么我们要赞扬那些做了他们应该做的事情的人？答案很简单，我们希望他们继续这样做。我们都希望自己的成就得到认可。

**沮丧**。这是对变化的常见反应。出于与愤怒类似的原因，当受变化影响的人没有参与其中，也没有被问及对变化的反馈时，变化可能会令人非常沮丧。同样，沮丧的原因也需要探究，而不是最小化。

**存在性抑郁和临床抑郁**。当人们面对改变时，即使能看到它的好处，也可能抑郁，尤其是当人们发现自己所患的疾病需要终身治疗。很多时候，慢性疾病是一种残酷的提醒，提醒他们不会长生不老，或者他们正在变老。患者开始表达失落感是一种健康的行为，但很多医疗服务人员和其他人试图解决这个问题，而不是在情感上帮助患者。一些安慰的话包括"振作起来，至少你知道是什么疾病了"，以及"没那么糟糕，数百万的人患有糖尿病（或高血压、哮喘等），这是可以治疗的"，这些话忽视了患者感受的重要性——他或她目前对疾病的感受和体验。倾听患者的心声，并反馈你对患者观点的理解是非常有效的。

此处需区分存在性抑郁和临床抑郁。存在意味着感情推动患者前进，这种方式又促进存在。当我们面对改变时（即使是积极的改变），我们也必须放弃一部分原来的习惯，形成新的习惯。这会产生一种失落感，这种失落感可以表现为抑郁。如果你曾经在一两天中感到恐惧，却始终无法解释原因，那么很有可能你的生活中正在发生一些重要的变化。而临床抑郁是由一个人生活中经历的重大改变引起的，更为严重和长久，它需要医疗服务人员认真对待，需要治疗师的治疗，需要药物的治疗，或者两者都需要。

**感觉失控。**当面对改变，特别是突然或混乱的改变，人们往往会感到失控。为了让自己感觉更有控制力，他们会重新回到旧的、熟悉的行为中，麻木、责怪他人、忽视改变，或者做出改变。为了鼓励人们做出改变，需要理解感觉失控的原因，并验证一些让人们对正在发生的事情感觉更有控制力的方法。

**羞愧和内疚。**面对改变时，人们可能会感到羞愧或内疚。如果这种改变具有威胁性，如慢性疾病或工作职责的改变，有些人会认为这种改变是过去"罪恶"行为的后果，他们认为在某种程度上这是他们应该受到的"惩罚"。很遗憾这些想法并不合乎逻辑，无法通过推理得出。倾听和共鸣很重要，专注于手头的任务也很重要。例如，琼斯夫人说："我知道我得糖尿病，是因为我小时候吃了太多的糖果。"药师回答说："让我们看看我们能做些什么来控制你的糖尿病，这样你才能健康长寿。"而不是说："噢，琼斯夫人，我肯定这与你小时候吃了太多的糖果无关。"

**孤独感。**即使人们意识到他们需要改变，也会感到非常孤独。人们可能会在改变中得到帮助，但最终改变通常是由个人来完成的。这可能很可怕，我们最害怕的是自己在这个世界上孤独无助。药师能做的最有效的事情之一就是帮助患者做出必要的改变，在情感上给予患者支持，并反馈药师自己的理解。如果一个问题能被理解，它就能被解决。这给患者带来了希望，希望能为改变提供动力。

## 情绪反应总结

改变是困难的。我们的情绪反应常常会决定我们是去接受改变还是逃避改变。根据人们的能力、洞察力、信仰、价值观和感知的不同，他们对相同的变化有着不同的反应。即使最终必须做出改变，每一种反应也都需要被尊重和探索。我们不应该假定自己知道患者对所要做出的改变是如何反应的，相反我们应该探索他们的感受，与患者的感受产生共鸣，并以一种对患者有意义且富有成效的方式帮助阐明这些问题。

## 为改变做好准备

在本章第一部分，我们讨论了人们对改变的情绪反应，以及他们为什么会有这些不同的反应。现在我们将从患者对管理疾病准备程度的角度来审视变化，尤其是对慢性疾病。管理疾病通常需要改变多种行为，例如，糖尿病患者需要正确使用药物、锻炼、改变饮食、监测血糖。他们不一定能把以上每一件事都执行到位，也不太可能对每一件事都有相同的动力和承诺。本章这一部分将验证一种改变的模型，并讨论药师和其他医疗服务人员如何帮助患者管理他们的疾病。

## 阶段变化模型

在 20 世纪 70 年代和 80 年代，Prochaska 和他的同事对有关"变化"的文献进行了详尽研究 [1-2]。他们研究了人们在治疗过程中改变的原因和方式，为什么他们不改变，以及他们在治疗之外改变的原因和方式。他们为了开发一个综合模型，研究了超过 200 种不同心理疗法的变化，可以用来预测一个人对改变的准备程度，以及如何进行干预帮助个人做出改变并最终建立了阶段变化模型。综上所述，Prochaska 和他的同事们划分出了 5 个变化准备阶段（表 9-3）和 10 个变化过程（表 9-4），人们通过这些过程从一个准备阶段走向下一个准备阶段。换句话说，改变不是一个非此即彼的过程 [3-4]。人们通常会经历 5 个阶段的变化或准备，然后才会将变化内在化并形成习惯。前 3 个阶段是认知阶段，人们会考虑改变，权衡做出改变的利弊，同时也决定他们是否有能力和资源来做出必要的改变（自我效能）。在每个准备阶段，人们通过不同的内在过程（表 9-4）进入下一个阶段。

医疗服务人员的任务是评估患者管理目标行为的准备程度，然后使用阶段特异性的技能和策略来刺激内在过程，促进变化发展并帮助患者进入下一个准备阶段。请注意，我们的任务并不一定要让患者直接进入行动状态，而是为了帮助患者进入下一个阶段。

例如，有一个内在过程是提高意识，这是最常用的变化过程。增加患者可获得的信息可以帮助患者做出更好的选择。糖尿病患者要想成功地控制病情，首先必须对病情有足够的了解，并知道如何控制。因此，必须评估他们对疾病及其治疗的了解，然后传达适当的信息。虽然教育不能预测依从性，但只有患者获取了准确信息并理解了与他们疾病的相关性，他们才有可能会成功。因此，教育是一种干预，可以刺激内在过程，提高患者的意识。

这个模型非常强大，但有时它会给那些有强烈控制需求或认为自己能管理患者疾病的医疗服务人员带来困难。事实上，我们无法控制、激励或拯救患者。医疗服务人员也无法管理疾病。患者可以管理疾病，或不管理疾病。我们所能做的是提供足够的、容易理解的信息，在一个关怀和信任的环境中，让患者感到非常安全和自由地来讨论他们在疾病管理方面的成功与困难。此外，我们可以采用以患者为中心的技能和策略来帮助患者养成健康的行为习惯。我们需要真正倾听患者，而不是假设知道患者的情况，并且只提供与患者的关注、困难和担忧直接相关的信息。

表 9-5 对比了生物医学服务模式（家长式作风）和社会行为服务模式。生物医学服务模式是一种由医疗服务人员控制的模式。在社会行为服务模式中，患者和医疗服务人员是一种协商服务的合作伙伴关系。生物医学服务模式适用于医院和疗养院等场所。然而，当患者可以自由活动并可以选择是否接受治疗方案时，它就无法发挥作用，这就是社会行为服务模式（如阶段变化模型）最有效的场合。

表 9-3 变化的不同阶段和药师的支持

| 阶段 | 特征 | 药师的技巧/干预 |
| --- | --- | --- |
| 深思前阶段 | 没意识到，没有意愿，丧失信心，未尝试过任何事情，弊大于利，没有准备在未来 6 个月内尝试任何事情 | 倾听和共鸣，有效的提问，识别改变的障碍，非评判性方法；说服策略通常是无效的；在所有阶段都要避免争论 |
| 深思阶段 | 愿意接受信息和教育；思考在 6 个月内尝试某事；较低的自我效能；对保持不变的诱惑的高度感知 | 倾听和共鸣，教育干预，情感支持，社会支持，有效提问，讨论消除障碍的策略，呈现差异 |

续表

| 阶段 | 特征 | 药师的技巧／干预 |
|---|---|---|
| 准备阶段 | 准备好在接下来的一个月里开始行动,在过去的一年里至少做过一次尝试,开始设定目标和"心理"自我提升 | 倾听和共鸣,赞扬为管理疾病所做的准备,帮助设定目标,讨论行动计划,识别隐患,寻求他人的支持 |
| 行动阶段 | 采取措施;与"强制力"作斗争;运用意志力,培养自主意识;提高自我效能,但也可能经历内疚、失败、个人自由的限制;非常有压力的阶段 | 倾听和共鸣;强化自我效能的行为;鼓励;持续的情感支持,特别是在反复的情况下;查明反复的原因;冲突可能是不可避免的;避免争论 |
| 维持阶段 | 维持新行为至少6个月;意识到"我正在成为我想成为的人";能够更清楚地识别出导致反复的情况和自我挫败的行为 | 倾听和共鸣,公开评估可能导致反复的情况,持续使用逆条件作用和刺激控制,持续的支持和积极的强化 |

表 9-4　转变的过程及最突出的阶段

| 过程 | 突出阶段 |
|---|---|
| 社会解放:注意到类似情况的其他人在他们那种环境中正在改变行为 | 深思阶段,准备阶段 |
| 戏剧性的释放:面对不做出改变导致的危害,表现出沮丧或情绪化 | 深思前阶段,深思阶段 |
| 帮助关系:有意义的或重要的人的存在,他们为某人努力做出改变提供支持 | 准备阶段,行动阶段,维护阶段 |
| 增强意识:获取和思考有关健康维护行为的信息 | 深思前阶段,深思阶段 |
| 环境再评估:认识到不照顾自己对物理环境和社会环境的有害影响 | 深思阶段 |
| 强化管理:因健康行为而自我奖励或受到他人奖励 | 行动阶段,维护阶段 |
| 自我再评价:认知上评价一个人对健康的和不健康的行为的态度 | 深思阶段 |

续表

| 过程 | 突出阶段 |
| --- | --- |
| 刺激控制:改变或操控环境,以消除导致行为反复的线索,并引入线索来促进健康的行为 | 行动阶段,维护阶段 |
| 逆条件作用:培养和参与新的行为,以取代另一种行为,如暴饮暴食 | 行动阶段,维护阶段 |
| 自我解放:意识到一个人只要做出选择,就能成功地投入到健康的行为中去 | 准备阶段 |

表 9-5 服务的传统模式和赋权模式的比较

| 生物医学服务模式(家长式) | 社会行为服务模式 |
| --- | --- |
| 以医疗服务人员为中心 | 以患者为中心 |
| 提供信息 | 信息交换(专家会议) |
| 医疗服务人员必须"救"患者 | 患者必须自救 |
| 命令方式 | 商议方式 |
| 服从 | 依从 |
| 独裁(主从)关系 | 服务关系 |
| 推动患者 | 评估患者的积极性 |
| 说服,控制 | 理解,接受 |
| 对抗是不好的 | 对抗是患者传达的信息 |
| 争论 | 面对、解决问题 |
| 期待尊重 | 互相尊重 |

## 一些重要的对比

在进一步讨论变化的阶段之前,让我们先看一些重要的对比(表9-6)。当人们面临变化时,最初的变化对他们来说可能比较陌生,尤其是当他们被告知患有某种慢性疾病需要被治疗时。他们可能会说"我不会得这个病"或"它并没有那么严重"。换句话说，他们不接受发生在他们身上的事情。直到改变或疾病被患者接受，成为这个人的一部分，改变才可能发生。共鸣、理解和教育有助于接受的过程。

矛盾心理是人们不愿意改变的主要原因。如果他们不知道要做什么或如何做，或者不相信自己有能力或资源去做必要的事情，改变通常不会发生。如果他们不相信做出改变的利大于弊，他们也不会改变。此时，通常需要一些干预，帮助人们了解什么是必要的、由此产生的好处以及如何减少或克服真实的或感知到的障碍。此外，关于不改变导致的"不和谐"是改变的一个有力促进因素。如果人们相信保持不变比改变会产生更多的问题，那么改变就更有可能发生。"不和谐"会刺激自我再评估。为了改变，患者必须认定他会因为改变而更喜欢自己。关于制造"不和谐"将在后面讨论。

如果人们感到被强迫或自由受到侵犯，就不太可能改变。当人们相信这个决定是他们做出的时候，更有可能做出改变。正确的、非评判性的信息、产生共鸣的理解，以及突出改变带来的好处，都有助于患者做出正确决策。

最后，建立一种帮助式的关系比家长式的作风（像对待孩子一样对待患者）更有可能促使患者改变。帮助式的关系是让患者也参与决策，尊重这种改变只是患者生活中所发生事情的一部分，允许患者表达恐惧、怀疑或担忧。帮助式的关系促进自我解放：患者可以自由地做出更好的选择。尽管如此，还是有一些患者希望被告知具体做什么、什么时候做。但即便如此，这也是患者而不是医疗服务人员做出选择。

表 9-6　重要的对比

| | | |
|---|---|---|
| 外在化 | ⟶ | 内在化 |
| 矛盾心理 | ⟶ | 不和谐 |
| 强迫 | ⟶ | 做出决策 |
| 家长式作风 | ⟶ | 帮助式关系 |

## 改变的各个阶段

接下来，我们将讨论具体的过程，用于评估患者是否准备好做某件事情，并确定改变的障碍和改变可能带来的好处。表 9-3 总结了变化的各个阶段以及药师在每个阶段应采用的干预措施和技巧。

**深思前阶段。**这是准备的第一阶段。本阶段中，个体没有意识到，不愿意，或者因失去信心而无法改变。对于那些没有意识到的人来说，最好的策略是教育，例如，糖尿病患者如果不了解疾病或其治疗方法，他们就无法有效地管理他们的疾病。

对于有意识但不愿意改变的患者，需要一种不同的方法。许多吸烟者知道吸烟的危害，但仍继续吸烟。此时，可询问吸烟者为什么喜欢吸烟。如果吸烟者说："它让我放松。"一个有效的回答是："确实很难放弃一些让你感觉放松的东西。"这种回答不会使患者处于防御状态，事实上，你表现出了非评判性的理解。在询问吸烟者喜欢吸烟的其他原因之后，询问吸烟的坏处是什么。总结你所听到的，然后说："那么，一方面你喜欢吸烟是因为……而另一方面，你认为吸烟的坏处是……"这被称为呈现差异。大声说出利与弊会产生不和谐，而不和谐会产生改变的动力。

为了评估患者对改变的抗拒程度，推荐使用"信封法"。以吸烟为例，你可以说："史密斯先生，如果我给你一个信封，里面有什么信息会让你考虑戒烟呢？"一方面，顽固的处于深思前阶段的人会告诉你："没有任何信息能让我考虑戒烟。"有些患者没有改变的意愿，我们也救不了他们。我们会简单地说："史密斯先生，听起来你还没有准备好戒烟。因为你还有高血压，我担心你吸烟会增加卒中或心脏病风险，但你是否想戒烟取决于你自己。如果你有一天想戒烟了，请告诉我，我很乐意帮助你找到一些方法。"另一方面，当被问及这个信封时，一些患者可能会说："我想是如果我发现了一些疾病的早期预警信号。"现在你可以要求他们考虑进行肺部检查，这样他们就能更好地决定是否戒烟。

处理有抗拒心理的患者的一个类似方法是使用"准备标尺"来评估患者对疾病管理重要性的认知以及患者对这样做的自我效能感。衡量重要性的标准是这样的："范围是从 1 分到 7 分，1 分是完全不重要，7 分是非常重要，正确服药对控制糖尿病有多重要？"假设患者回答"3 分"，医疗服务人员通常会犯的错误是说："为什么是 3 分而不是 7 分？"这种回答会迫使患者消极地谈论他们的行为。例如，为什么他们不认为吃药是重要的，有效的回答应该是："为什么是 3 分而不是 1 分？"这会引起患者谈话的改变。如果患者说"1 分"，你就知道患者还没有准备好，则应回答："听起来你还没有准备好按医嘱服药，怎样才能让你做好准备？"在仔细聆听患者对"为什么是 3 分而不是 1 分"的回答后，说"怎样才能让你打4 分"是很有用的，这会以一种循序渐进的方式让患者思考改变。它帮助患者思考改变，以及怎样才能更坚定地致力于改变。在这种情况下，要求患者打到 6 分或 7 分就太苛刻了，可能会引起患者的抵触。

对于那些因为丧失信心而不想改变的患者来说，找出他们在过去做出改变尝试中取得的任何成功都很有帮助。识别哪种方式最有效（即使只持续了较短的时间），也可以帮助患者在更长的时间内重复这些行为。

**深思阶段。**在这个阶段，患者更愿意接受信息，想要了解更多。他们正在考虑在未来 6 个月内做出改变。在这个阶段，提供客观、非评判性的信息非常重要。注意患者的陈述也很重要，这表明他或她在准备阶段的转变。需询问患者预期的最大障碍是什么，以及改变的好处是什么。

**准备阶段。**患者正准备在未来 30 天做些尝试。直到这一阶段才会考虑一些针对行动的策略。在这个阶段，设定小目标和去除改变的障碍非常有必要。讨论患者的行动计划，赞扬他或她的准备工作也很重要。

**行动阶段。**这个阶段至关重要，患者正在做出极大的努力。患者现在已经参与到改变的行为中，但不到 6 个月。我们常常认为我们的工作此时已经完成了，但实际上它才刚刚开始。患者需要被关注，新的行为也需要巩固。"啦啦队"和社会支持是必不可少的。然而，因为医疗服务人员和家庭成员不能理解为什么他们应该称赞患者做了他应该做的事情，由此导致很多重大进步可能被忽视。答案很简单，你希望他继续做下去。比如"琼斯先生，我注意到您这个月按时服用了降压药。很好，我希望有更多患者能像您一样认真对待他们的血压。您是怎么让自己做的这么好的？我希望能够告诉我的其他患者。"这些话非常有帮助且鼓舞人心。

**维持阶段**。在此阶段，患者已参与目标行为的时间至少有 6 个月。再次强调，注意积极的变化是非常重要的。预防患者反复是这一阶段的重点。吸烟者可能再次吸烟，糖尿病患者可能不控制饮食等等。关键是要集中精力解决问题，而不是一味责怪。例如：

 药师：琼斯太太，发生了什么导致您的血糖再次升高了？

琼斯太太：我们上班的时候过生日的人很多，你知道的，蛋糕、冰激凌等等。我过于放纵了。

药师：好的，这种情况时有发生。既然您在控制糖尿病方面做得很好，我知道您会回到正轨的，您的计划是什么？

琼斯太太：我只吃小块的蛋糕，不吃冰激凌。

药师的沟通是支持性的、鼓励性的，以及非评判性的。

## 阶段变化模型的总结

阶段变化模型能够帮助我们理解改变是一个过程，过程的每个阶段都需要不同的技巧和策略来有效地帮助患者改变。这个模型也帮助我们理解，虽然有必要提供信息，但远远不够；如果光有信息就足够了，那么就不会有人吸烟了。关键是要找出矛盾的根源或抗拒改变的原因。

## 动机性访谈

现在我们将把所学到的关于改变的知识整合到一个叫作动机性访谈的过程中。这个过程将帮助你使用我们讨论过的技巧和概念。按步骤进行的方法将帮助你确定患者的准备情况和理解程度。此外，你将看到所有这些是如何融入患者咨询和服药史的。

动机性访谈最初是由 Miller 和 Rollnick 提出的 [5]，是作为阶段变化模型的一个补充过程。它最初是针对有成瘾行为的人，但随着简短动机性访谈的发展，它现在被用于帮助医疗服务人员管理其他疾病的患者 [6]。动机性访谈和简短的动机性访谈的目的都是与患者或客户协商行为改变。

由 Miller 和 Rollnick 提出的动机性访谈 [5]，既是一种与患者相处的方式，也是一种帮助患者做出改变承诺的策略。动机性访谈的方法或精神是指将患者看作会权衡做出改变的利和弊，或好处和障碍，并由此决定付诸行动（如服药或减肥）或不付诸行动直至利大于弊的个体。这个概念被称为"决策平衡"。患者不会被认为是懒惰或没有动力的。例如，继续吸烟的患者会被认为是相信吸烟的好处仍然大于风险的人，他们可能对吸烟的好处有着不切实际的理解，可能的确低估了吸烟的风险。动机性访谈是在不作评判的情况下，与患者一起探索获益和风险。

动机性访谈结合了 Rogers 以患者为中心的治疗方法 [7] 和更具指导和引导性的方法来帮助人们改变。动机性访谈背后的基本理念是，由于各种各样的原因，患者通常对改变持矛盾和抗拒的态度，他们可能没有意识到改变的意义，可能误解了情况的严重性，可能了解治疗方案，却无法非常顺利地实施。因此，他们不确定自己是否具备控制疾病的能力。或者，他们只是不想付诸行动去改变，因为对他们来说，好处并不大于风险。

当患者认为做出改变的利和弊相等时会感到矛盾。当他们认为做出改变的弊大于利时会抗拒。矛盾心理影响人们对改变的准备，并阻碍人们采取策略进行改变。动机性访谈从评估患者对改变的准备程度或者评估他们的利弊开始。虽然动机性访谈不评估准备阶段，但它确实评估了患者是否矛盾、抗拒还是准备好了改变。

动机性访谈能够教会医疗服务人员去探索患者的理解程度和关注焦点，其重点是处理抗拒心理，帮助患者做好改变的准备。在动机性访谈中，医疗服务人员将抗拒视为一种信息——即这是医疗服务人员与患者之间关系不和谐的迹象。医疗服务人员需要探索患者的抗拒或矛盾心理，而不是试图说服或操控患者。

例如，当一位患者提到"我只是还没有准备好戒烟"，其实他是在表达抗拒。一个典型的反应可能是试图说服患者戒烟，说："你必须知道吸烟有害健康，你需要戒烟。"患者可能会这样回答："我的生活压力太大了，吸烟可以让我放松。我只是还没准备好戒烟。"在这个例子中，医疗服务人员使患者"丢了面子",让患者对自己的判断感到羞愧("你必须知道……"),并贬低了患者的自主权("你需要戒烟")。很自然,患者会通过肯定为什么改变是不可能的来寻求"挽回面子"。很多情况下,当医疗服务人员试图说服患者改变时,他们会让患者"丢面子",而患者会更加抗拒改变。

### 动机性访谈和"面子"

动机性访谈可以帮助患者挽回面子。当患者不认为他们必须为自己辩护时,他们会更愿意参与到真正关于改变的对话中。

我们都知道,在极度尴尬或羞愧的时候,丢面子是什么感觉,但Goffman首先指出 [8],为了避免使我们自己以及其他人丢面子,我们在日常交谈中要做很多调整或"面子工作"。避免让别人丢面子要比事后补救更有效。不幸的是,当医疗服务人员扮演"专家"的角色时,他们有时会觉得自己有理由不顾患者的面子。因此,他们可能会用贬低和批判的方式说话,让患者颜面尽失。通过这种笨拙的方式,我们希望的改变也不一定会发生,因为患者会觉得丢了面子,更加抗拒改变。为了理解这一点,我们需要更仔细地研究"面子"的概念。

"面子"的概念是指人们想要在他人面前表现良好的基本需求。我们都希望被当作是有能力的、独立的个体来对待。当我们与他人交流时,会试图从他们的字里行间中揣摩出对方是如何看待我们的。如果他们的言论暗示他们尊重我们的判断和行动,他们就会给我们"面子",我们也会感觉良好,很放松。在这些时候,我们就愿意敞开心扉,谈论我们的生活、健康选择和对改变的决定。然而,如果人们暗示他们认为我们有缺陷、没有能力,我们就会觉得没有"面子",并采取措施试图挽回,这种相互作用被称为"防御性的面子工作"。它的范畴从低估对方担忧的重要性,到否认他们的能力,再到从互动中退出。关键是,每当一个医疗服务人员让患者丢了面子,患者就会采取防御措施,医疗服务人员与患者的关系变得不再融洽。当患者感觉丢面子后,他们就会对他们的生活、他们的健康选择和他们对改变的决定闭口不谈。如果医疗服务人员总是暗示说"我知道什么对你是最好的，如果你不照我说的去做，你就是愚蠢和无能的"，那么患者又怎么会想要改变呢？

尽管最近的研究表明，面子可能有六个不同的方面[9]，但在传统上，面子这一概念的特点主要是针对能力和自主权。能力与我们的知识和才能有关。一个简单的测试用于判断某个评论是否会导致失去有关"能力"方面的面子，就是看是否以"……，愚蠢"来结束评论。下面这些评论都威胁到了患者能力方面的面子，因为这些评论暗示了缺乏知识或无能的决策：

"你不知道吃太多意大利面会升高你的血糖水平吗？"

"听着，吸烟会导致肺癌。"

"你什么时候才能正确服用这种药物？"

相比之下，下面这些评论的措辞会减少对患者能力方面的面子的威胁：

"在你的理解中哪些种类的食物会导致血糖升高？"

"你对吸烟和肺癌之间的关系有什么看法？"

"对你来说按处方服药有多重要？"

"自主权"方面的面子是指尊重患者的独立性。任何告诉患者应该怎么做的言辞都会威胁到患者的自主权。以下就是一个例子：

"你必须放弃吃甜甜圈。"

"你必须开始每天监测你的血糖和锻炼身体。"

"你需要戒烟。"

相比之下，以下的措辞尊重患者的自主权和自己做决定的权利：

"你是否准备好放弃或减少吃甜甜圈？"

"监测血糖水平和锻炼是进一步降低血糖的两种方法，你认为这两个选择中哪一个对你最有帮助？"

"什么可以让你考虑戒烟？"

学会重新表述我们对患者所说的话可以大大地减少对他们能力和自主权方面的面子造成的威胁，但是作为一个"专家"，还有更微妙的方面也会威胁到患者的面子。动机性访谈提倡要改变我们在给患者咨询时使用的一些基本策略。

通常情况下，医疗服务人员会假设自己知道患者的生活状态，因此，他们觉得有权利对患者的最佳治疗方案做出判断。例如，如果一位患者说她漏服了药物，医疗服务人员可能会认为这是记忆力问题，然后立刻开始讨论各种可以帮助她记住服药的容器。如果患者真正的问题是，她不认为有必要每天服用这种药物，或者她支付不起这种药物，那么这种方法就非常不尊重患者。假设知道患者的问题也会导致医疗服务人员浪费时间讨论患者不需要的帮助记忆的服药容器。动机性访谈强调探索患者的问题，而不是假设知道他们的问题。如果一位患者说她漏服了药物，动机性访谈可以这样说："告诉我更多关于你是如何漏服药的。"然后，医疗服务人员将从患者的角度总结问题："所以，与其说是忘记服药的问题，不如说是不认为必须每天服药的问题。"这种方法有助于确认医疗服务人员仔细地倾听患者诉说，并且与患者组成团队相互协作，一起辨识和解决问题。这种方法可显著降低对患者能力和自主权的威胁。

与动机性访谈相一致的另一个微妙的策略变化是患者教育的提供方式。当医疗服务人员直接开始解释患者所需要的信息时，能力方面的面子受到了威胁。如果你征求患者的同意来分享这些信息，那么问题就会缓和下来："你介意我和你分享一些关于运动如何影响骨质疏松症的其他信息吗？"99%的情况下患者都会同意，他们也会有被尊重的感觉。征求同意来分享信息肯定了患者的能力。

与患者分享新信息后，如果医疗服务人员直接告诉患者所得出的结论，那么就会对面子造成另一种威胁，例如，"因此，如果你想控制骨质疏松，必须多锻炼。"这种说法从两个方面对患者的面子构成威胁。第一，暗示了患者无法对信息的含义做出自己的评估；第二，暗示了如果患者真正理解了信息，她对得出的结论没有选择权。与其对新信息中得出的正确结论进行详细说明，不如采用一种动机性访谈的方法："那么，你如何看待与你情况相关的信息呢？"

避免威胁患者自主权的最后一个策略是给患者选择。例如，如果一位患者在开始服用他汀类药物后，他的胆固醇水平仍然相对较高，医疗服务人员可能会说："有三种主要的方法来实现进一步降低胆固醇水平的目标。第一种方法是按处方每天服用他汀类药物；第二种方法是减少饮食中的脂肪含量；最后一种方法是多锻炼。你认为哪一种方法最适合你？"提供选择，维护了患者的自主权，并提供了获得患者口头承诺的机会。

## 探索矛盾

动机性访谈试图维护有关患者能力和自主权方面的面子。记住，维护患者的面子有助于阐明如何处理决策平衡。如果我们试图说服那些对改变感到矛盾或抗拒的患者，我们就会威胁到患者的面子，从而迫使他们坚持不做出改变。患者清楚改变的利弊，告诉没有准备好的患者改变的好处反而会迫使他们告诉你改变的弊端。更好的策略是通过询问一些开放式问题，探索患者的矛盾和抗拒，比如"你认为戒烟有哪些好处？"或"你考虑戒烟的话，需要改变什么？"或"什么会让戒烟变得对你很重要？"所有这些问题都探究了患者的矛盾或抗拒心理，并允许他表达不想戒烟的理由，而不是强迫患者为自己的面子辩护。当遵循以下原则：当你面对矛盾或抗拒时，不要解释，要探索和发掘。

患者可能会以生气、争辩、忽视或打断的形式表达抗拒或矛盾心理。这些都是给医疗服务人员的信号，让他们去挖掘患者身上发生了什么，而不是去羞辱或责备。例如，在讨论患者为什么需要减肥时，患者打断了三次，并表示她不能做到要求她做的事情。医疗服务人员恼怒地说："你已经打断我三次了，你到底想不想减肥？"这位医疗服务人员没有意识到不和谐的气氛，也没有探究患者的矛盾心理，而是切断了有效交流的机会。

积极面对和发掘抗拒的原因会更有用。例如，"琼斯太太，我注意到当我和你谈论减肥的时候你打断了我，我想知道我是否说了一些你不喜欢或不舒服的话，我们可以多多交流。"医疗服务人员不会忽视这种打断，他承担起了责任，不责怪患者，并探索抗拒的根源。还有一个例子，患者生气地说："当然，让我把这些药都吃了对你来说很简单，你又不需要吃这些药！"动机性访谈可能会这样回应："我能感觉到你对服药感到沮丧。你是对的，我告诉你该做什么要比实际去做容易得多。你认为对你来说，什么可以让服药变得容易一些？"医疗服务人员再次承认患者的沮丧，表达了对患者感受的共鸣，并探讨患者的担忧。如果患者回答"我不知道什么能让服药更容易一些"，你会怎么做？在这种情况下，医疗服务人员会请求许可给出建议，说："我可以告诉你其他患者做过哪些尝试吗？"如果患者说"好的"，那么医疗服务人员就会提出建议，并问："您是否想尝试一下这些方法？"关键是尊重患者的自主权，并从患者的角度来探讨问题。

## 动机性访谈的举例

动机性访谈的主要目的是反馈我们对患者的理解（尤其是患者所表达的情感部分），并识别任何可能强化目标行为（如服药或减肥）或阻碍改变动机的要点。

在下面的例子中，药师的回答说明了这两个重要的目的。

玛丽·布鲁克斯是一位 57 岁的白人女性，被诊断为骨质疏松症。她的 DEXA T 评分为 -2.8（小于等于 -2.5，表明有骨质疏松症）。医生给她开了每周一次的双膦酸盐来治疗她的骨质疏松症。双磷酸盐类药物必须空腹服用，并在早上进餐前至少 30 分钟用一整杯水来送服。与食物一起服用会引起严重的胃灼热或反流。为了防止腐蚀食道，患者服药后应立即保持直立状态。

布鲁克斯太太已经延迟 3 周来续配她的药物（1 个月药量），药师询问她是否记不住服药。

布鲁克斯太太：听着，我不知道 DEXA T 评分是什么意思，他们说我的骨头有问题，但我感觉很好。然后，我吃这个药的时候感觉胃很难受，所以我不喜欢吃这个药。

药师：那么，如果我没理解错的话，您对您的骨骼有问题有一些疑问。您感觉还好，但当您服药时会感到严重的胃灼热，所以您会想"当我甚至不确定我是否有问题时，为什么我要吃那些让我如此难受的药物？"（反馈理解）

患者：我完全同意！

药剂：布鲁克斯太太，我这儿有您的 DEXA T 评分。如果可以的话，我可以给您提供一些信息，来解释这个评分对您骨骼问题的意义，并告诉您如何服药，这样就不会出现胃灼热的感觉。您认为可以吗？（请求允许使用教育来解决患者的两个问题：我的骨骼有问题吗？我不想吃那些可能是不必要的，却会引起胃灼热的药物）

患者：当然，那很好。

药师会提供必要的信息，然后重新评估患者如何看待她的骨质疏松，以及是否正确服用双膦酸盐。请注意，正是由于药师表达了共鸣和理解，患者才愿意接受更多的信息。通常情况下，医疗服务人员想要一步到位，直接给出信息，而不是首先建立他们对患者想法的理解。药师和其他医疗服务人员可能会落入另一个陷阱，面对患者的抱怨回答说"有人告诉你如何正确服用这种药吗？"或者"你可能没有正确服用这种药。"这两种回答都没有用处，也不恰当。患者是否被告知如何正确服药并不是重点，从她的抱怨中可以明显看出她没有正确地服用。这两种回答都可能使患者感到尴尬或产生抵触情绪，两种回答都不利于建立和谐关系。

## 动机性访谈的策略

动机性访谈把关注点放在一系列的谈话策略和五项支持性原则，用来确定患者执行目标行为的准备程度，并对患者的改变提供帮助。这五项原则是：表达共鸣，呈现差异，避免争论，化解对抗，支持自我效能。这一系列的谈话策略修订来自 Rollnick 和他同事的研究成果 [6]。在 5 ~ 15 分钟内，一个有经验的医疗服务人员可以对一个新诊断的和需要使用新药物的患者使用全部的谈话策略。患者的随访则不需要使用全部策略，只需要 3 ~ 5 分钟。患者可能需要部分或全部的项目，这取决于患者处于治疗过程中的具体阶段。每次与患者见面时，可以使用部分或全部的策略。动机性访谈中使用的所有技巧或策略都是为了做到以下三件事之一：①尊重患者（表达共鸣和理解）；②告知患者（通过征求同意，如骨质疏松症的例子）；③指导患者（强调选择，如"你可以做三件事来降低你的血压：按医嘱服药、锻炼、改变饮食。你想先做哪一个？"）[10]。下面几段将讨论使用这些策略的技巧。

**1. 开放的策略——生活方式。**这个策略包括从患者自身的角度来谈论患者的生活方式。患者认为是健康的还是不健康的？他喜欢什么，不喜欢什么？有哪些方面需要改变？他认为自己的生活方式是积极的还是消极的？他锻炼身体吗？锻炼强度如何？他的饮食习惯如何？这种开放的策略可以让药师对患者有大致了解，包括患者健康的习惯（或缺乏健康的习惯）、患者对改变不健康习惯的意愿或形成新的行为方式的意愿。

**2. 日常的一天。**这个策略可在多个层面上帮助药师。了解患者日常的一天，可以让药师更好地根据患者的日常生活调整用药方案（或锻炼或其他因素）。量身定制给药方案可以极大地提高治疗的依从性，因为患者可以将服药与他们习惯的行为或活动联系起来。此外，了解患者一天的安排有助于制订计划。如果患者每天下午 3 点很忙，那么告诉她下午 3 点监测血糖没有意义。这种策略也有助于与患者建立融洽的关系，使患者能够谈论一些熟悉和舒适的事情。

**3. 好的事情和不太好的事情。**这一策略帮助药师继续建立融洽的关系，并允许探索患者如何看待自己的疾病及其治疗。对某种疾病或其治疗存在误解的患者可能会不恰当地对待这种疾病，通过问患者诸如"患糖尿病对你意味着什么？"和"使用胰岛素对你意味着什么？"这样的问题，药师能够确定哪些信念是正确的，哪些需要纠正。在讨论好的事情和不太好的事情时，药师也可以询问患者他们认为治疗疾病的障碍和促进因素分别是什么。患者认为遵循医嘱有什么好处？记住，要想改变行为，患者必须相信改变的好处大于坏处。因此，患者需要知道改变的好处是什么，以及如何减少障碍。如果你问患者："你认为控制糖尿病有什么好处？"患者说："我不知道。"你可以这样回答："我可以告诉你我认为有什么好处吗？"或者"我可以告诉你其他患者发现了什么好处吗？"请求许可使患者拥有自主权和尊重。同样，如果患者说出一个障碍，你会问："你对如何克服它有什么想法？"如果患者不知道，你可以说："我能告诉你其他患者是怎么处理的吗？"

所有这些都让药师有机会倾听患者的心声，并与患者产生共鸣来表达理解。识别行为改变的障碍和动力也使药师能够更准确地判断患者所处的准备阶段。改变的障碍在早期阶段更为突出。最后，知道好的事情和不太好的事情让药师有机会在旧的、不想要的行为和新的、期望的行为之间呈现差异，并有效推动患者前进（关于这一点后面会更详细地讨论）。

4. **提供信息。**这个策略实际上是为了交换更多信息。患者咨询表（见第五章）可用于这一过程。首先，药师应该询问患者是否需要有关疾病及其治疗（如戒烟或其他主题）的更多信息。如果患者还没有准备好接受更多信息，药师最好注意到这一点，并只提供一张清单。若患者还没有准备好聆听，告诉他们更多信息没有意义。如果患者已经准备好接受更多的信息，就应该以公正的、非评判性的方式提供信息。所提供的信息应有助于患者正确地服用药物。离开药店时，患者应该清楚地知道预期的结果是什么，如果预期的结果没有发生，他们应该怎么做。（关于提供信息的类型的详细讨论，参见第五章）

5. **未来和现在。**这种策略允许患者讨论他们所希望的疾病治疗结果。通常，患者的担忧或不满都会在这里出现，药师应该以一种富有同情心的、非评判性的方式来处理。此外，随着患者得到更多新的信息，他们可能有新的问题需要讨论。

6. **协助决策。**最后，药师应该帮助患者决定如何管理他们的疾病。患者应该被问这样的问题："你对管理你的糖尿病有什么想法？"或者"现在你该怎么办？"[2]，这些都是中立的、非评判性的问题。在询问的时候，药师一定要有耐心，患者可能在改变和保持不变之间犹豫不决。

这个过程被称为"引出 - 提供 - 引出"。在第一步中，我们从患者那里获取信息，接下来我们提供信息，然后我们在讨论过程中从患者那里得到进一步的信息，我们这样做是为了确保由新信息产生的任何问题都能得到解决。

## 动机性访谈的原则

以下段落将讨论使用一系列的谈话策略需要遵循的五项原则[5]，以及每个原则的基本原理。

**表达共鸣。** 那些武断的或缺乏耐心、认为患者懒惰或不合作的医疗服务人员很可能无法帮助患者做出改变。如果药师把患者看作是在改变过程中不断努力奋斗的人，并且尊重患者和患者的努力，那么这个药师会更成功。动机性访谈过程是一种与患者相处的方式。将患者视为物体的药师（见第三章）不能有效地运用动机性访谈，这个过程需要把患者当作人来对待。当一个高血压患者说："我只是还没有准备好戒烟。"你回答："你不知道这是为了你自己好吗？你怎么了？"这些都是居高临下的想法。然而，采用动机性访谈，我们不会再把患者继续吸烟危害健康看作是失望的和可悲的，相反我们会这样回应："听起来你还没有准备好戒烟，这是你的决定，但我很担心，因为吸烟会增加卒中或心脏病发作的风险。什么情况下你才会考虑戒烟呢？"这种回答是关心的，它把决定权留给了患者，而且希望探索患者抗拒的根源。

你所观察到的一些患者似乎不想合作、不感兴趣或抗拒抵触，这些其实都是患者处理问题的方式，可能并没有什么效果，但这是患者知道的如何应对问题的唯一方式。医疗服务人员应该从患者的角度识别和理解抗拒的原因。只有这样，才能找到其他更有效的应对方式。如第四章所述，成功的治疗者用来初步评估患者的工具是开放式的问题、反思的倾听和共鸣反应。

**呈现差异。** 因为患者对改变常常感到矛盾，所以必须采取主动，指引患者朝着期望的方向发展。虽然说服性策略对处于改变后期的患者非常有效，但当患者处于矛盾状态或抗拒状态时，说服性策略毫无用处。说服性策略通常在早期阶段会遇到阻力，那么该怎么做呢？有人指出，早期表达共鸣、探索矛盾和抗拒心理至关重要。下一步是发现患者目前行为和期望行为之间的差异，当目前的行为和期望的个人目标之间存在差异时，人们更有动力去改变 [6]。

为了呈现差异，药师需要询问患者关于他们当前行为和所需改变的好的事情和不太好的事情。例如，如果患者说："我知道我应该减肥，但我从来都做不好。"药师可以回答："你认为减肥有什么好处？你认为什么阻碍了你减肥？"仔细聆听后，药师会重复自己对好处和坏处的理解。例如，药师可能会说："所以，一方面，你意识到如果你减肥成功，你会感觉更好，血压可能会降低，总的来说会更健康；另一方面，因为你还没有减肥成功，你不得不放弃很多你喜欢的食物。你对这些不同的方式如何看待？"药师让患者看到了信息中的差异，可能会继续补充："是否减肥的决定权在你那里，我相信我们可以找到你喜欢的低脂肪低热量食物。如果你决定通过减肥来降低卒中和心脏病的风险，请告诉我，我愿意帮忙。"这加强了患者的自主性，但也通过非评判性的方式重新引入风险和担忧，从而造成了不和谐。

另一个呈现差异的方法是目标的使用。例如，你已经确定一个高血压患者有降低卒中或心脏病风险的目标，但他仍然继续吸烟。为了呈现差异，可以这样说："所以，一方面，你的目标很好，通过服用药物来降低卒中或心脏病的风险；另一方面，吸烟会使血压升高，从而增加卒中或心脏病的风险。你对此有什么看法？"在这里，我们的目的是让患者开始思考他的目标和吸烟之间的矛盾。

动机性访谈试图在不使患者感到威胁或压力的情况下呈现差异。通过有效提问，有经验的交谈者能够找出存在的差异。若处理得当，患者就会发现需要改变的原因。

**避免争论**。正如 Miller 和 Rollnick 所说 [5]，"动机性访谈的目的是对抗性的：增加对问题的认识，提高采取行动的需求"。然而，这种对抗不同于与患者争论。在患者还没有准备好接受问题时，就试图说服患者他们是有问题的，或给患者贴上标签（如超重、糖尿病、高血压、厌食、不合作等）来促使患者改变，是没有效果的。争论往往会增加患者的抗拒，而不是增加改变的动力[1]。

当一位患者说："我只是觉得这种药不管用。"使用动机性访谈的药师会回答："你对这种药的有效性表示怀疑。你想要知道哪些信息？什么样的信息能让你更确信药物正在发挥作用？是什么让你产生了怀疑？"这种回答既尊重了患者，又表达了希望探索患者疑虑产生的原因。

**化解对抗。**在与那些不想改变、不堪重负或不认真对待疾病的患者打交道时，药师往往会感到沮丧或愤怒。这种挫折感或愤怒往往会导致药师更努力地去说服患者，让他们相信他们是有问题的，且应该认真对待这个问题，应该付出更为坚定的努力去遵循指令（"按计划行事"）。当患者表达抗拒时（"但是我记不住一天要服用三次药"或"是啊，你说得容易，你又没有高血压"或"我只是不明白这有什么大不了的，我感觉很好"），其实他们是在表达自己对问题的见解。例如，一个不太复杂的方案，低盐食品的识别，或信息的说明都可能是问题的解决方案。尽管如此，如前所述，表达对患者遇到问题的理解，针对问题进行交流，比恐吓或争论要有用得多。最终，解决问题将是患者自己的事（但是需要你的支持和帮助）。你也许可以减少治疗方案的复杂性，但患者仍然需要服药。你也许可以建议患者食用低钠食物，但是患者仍然必须避免高钠食物。

**支持自我效能。**患者必须相信他们具备执行治疗计划的知识、技能和能力。药师可以通过多种方式帮助培养患者对执行治疗计划的自信心（自我效能）[1]：

1. 提供和说明信息。
2. 给予患者现实的希望和表达对患者成功的信心。
3. 关注患者对提高依从性的成功尝试，即使只是短暂的。
4. 赞扬患者为解决问题而提出的想法。
5. 继续强调、支持患者和医疗服务人员在改善依从性和治疗结果方面的责任。

药师不应该低估为患者向目标行为努力而给予的行动和思想的支持。

例如，琼斯夫人第一次来访时，药师问她是否吸烟，她说是的，药师问她是否考虑过戒烟？她说："是的，我知道所有关于吸烟的警告，但是我不想戒烟，所以别再跟我说了。"下一次琼斯太太来的时候，她对药师说："我想了一下有关你说的吸烟和血压高的事。"即使她可能还没有准备好戒烟，但这句话表明她在行动，应该引起注意。药师可以说："太好了，关于戒烟，你有什么更多的想法？"然后药师应该仔细倾听，反馈自己的理解，并赞扬患者关于戒烟的想法："我很高兴听到你一直在考虑这件事。你说得很有道理。"然后药师可能会说："怎样才能让你更好地戒烟？"注意，这位患者还没有准备好考虑戒烟贴片或其他尼古丁替代疗法，就目前而言，说这些为时过早。

## 对话

让我们看一段对话，其中显示了如何应用本章讨论的内容。药师接受过动机性访谈的培训，而患者琼斯太太很难接受自己患有哮喘的事实。琼斯太太带来了几张处方。

琼斯太太：这是处方。（很沮丧地）

药师：琼斯太太，您今天看起来有点沮丧。（表示同情）

琼斯太太：嗯，看看这些处方。

药师：看起来您得了哮喘。

琼斯太太：现在你知道我为什么这么沮丧了吧。

药师：您沮丧是因为您刚发现患有哮喘，出乎了您的意料。（表示同情）

琼斯太太：嗯，是的。我是说，我有时会喘不过气来，但我不知道我有哮喘。

药师：您得了哮喘，真是不幸。（表示同情以及确认动机问题）

琼斯太太：当然，我必须要吃药。我不得不戒烟。我发现我养的猫的毛发也可能是个问题。对你来说这些听起来不糟糕吗？（进一步阐述她的动机问题）

药师：听起来好像一下子发生了很多变化。（表示同情，避免争论）

琼斯太太：你说得对极了。我可能会戒烟，但我养猫 7 年了，我不会放弃它的。我喜欢那只猫。

药师：听起来您要做很多艰难的决定（表示同情）。有关哮喘医生告诉了您什么？

琼斯太太：不多，他只是说我需要使用这些药物，停止吸烟，并避免接触猫。他真有胆量，居然让我把猫赶走！

药师：您不喜欢他的建议。（表达同情，化解对抗，避免争论）

琼斯太太：一点也不喜欢。

药师：我知道您不想离开您的猫，您觉得戒烟怎么样？（与患者探讨动机问题）

琼斯太太：我不知道，它能让我很放松，但卡罗尔医生说它对我的哮喘不好，这是真的吗？

药师：吸烟会使哮喘加重，会增加与哮喘有关的风险。您觉得呢？

琼斯太太：卡罗尔医生也是这么说的，我想这是真的，我不希望那样。

药师：所以，一方面，您告诉我吸烟使您放松，另一方面，您似乎也意识到吸烟会使您的哮喘更严重。（呈现差异）

琼斯太太：是的，我想是的。我需要回家，整理一下头绪。请帮我配药吧。

药师：现在，这一切似乎对你来说有些难以承受。（表示同情）

琼斯太太：是的。

药师：我马上给您配药，然后我会介绍如何正确使用，这样您就可以获得最佳的治疗效果。

琼斯太太：好的。

药师：卡罗尔医生跟您谈过峰值流量计吗？

琼斯太太：什么东西？

药师：峰值流量计，用来测量您的呼吸情况。

琼斯太太：听着，我现在不想管其他事情，你能帮我配药吗？

药师：好的，我们可以下次再谈峰值流量计。（化解对抗，表示同情）

从这段对话中可以明显看出，琼斯太太还没有准备好接受她的哮喘，同样她也不知道她可能需要做哪些事情来控制哮喘。药师很有耐心，表达了关心，没有强求患者。药师没有坚持要和患者谈论峰值流量计，因为她还没有准备好听这些。但她对需要做什么感到矛盾，需要一些时间来理清思路。药师在这段对话中使用了许多动机性访谈的原则，即使没有覆盖所有的内容，也没有使用清单上的每一项策略，但没有出现患者和药师之间的不和谐，也没有出现抵触情绪，因为药师没有急于求成。药师意识到改变是一个过程，还会有其他机会和琼斯太太谈论她的哮喘。

## 总结

在患者管理疾病的准备阶段，动机性访谈和变化的阶段都是非常有用的概念和过程。它们提供了帮助患者改变的策略。它们要求药师把自己的工作看作是为患者服务，反之亦然。它们要求药师关心患者并尊重患者的自主权。如果能做到这一点，就有可能出现更好的结果。

### 问题与思考

1. 为什么人们对变化会有如此不同的情绪反应？

2. 为什么矛盾心理是抗拒改变的最大原因？

3. 为什么说服性策略对抗拒改变的人无效？

4. 你告诉一个 50 岁的高血压患者他需要戒烟。他说："我祖父每天抽一包半香烟，我父亲也是。他们都活到了 80 岁。所以不要担心。"用你在这一章所学到的知识，讨论你将如何回应。

5. 不和谐为何会增加改变的动力？

6. 描述患者咨询和动机性访谈是如何相互配合的。

7. 阶段变化模型的主要组成部分是什么？每个组成部分的意义是什么？

8. 动机性访谈与阶段变化模型是如何相互配合的？

# 参考文献

[1] PROCHASKA J O. Systems of psychotherapy: A transtheoretical approach. Homewood,Ill: Dorsey Press, 1979.

[2] PROCHASKA J O, DICLEMENTE C C. The transtheoretical approach: Crossing traditional boundaries of therapy. Homewood, Ill: Dow Jones-Irwin, 1984.

[3] DICLEMENTE C C, PROCHASKA J O, FAIRHURST S K, et al. The process of smoking cessation: an analysis of precontemplation, contemplation, and preparation stages of change. J Consult Clin Psychol, 1991, 59: 295-304.

[4] DICLEMENTE C C, PROCHASKA J O, GIBERTINI M. Self-efficacy and the stages of self-change of smoking. Cognit Ther Res, 1985, 9:181-200.

[5] MILLER W R, ROLLNICK S. Motivational Interviewing. New York: Guilford Press, 1991.

[6] ROLLNICK S, HEATHER N, BELL A. Negotiating behavior change in medical settings: the development of brief motivational interviewing. J Ment Health, 1992,1: 25-37.

[7] ROGERS C R. The necessary and sufficient conditions for therapeutic personality change. J Consult Psychol, 1957, 21:95.

[8] GOFFMAN E. Interaction Ritual: Essays on face-to-face behavior. New York: Doubleday Anchor, 1967.

[9] TING-TOOMEY S. The matrix of face: an updated face-negotiation theory. In: GUDYKUNST W B, et al. Theorizing about intercultural communication. Thousand Oaks, Calif: Sage Publications, 2005:71-92.

[10] ROLLNICK S, MILLER W R, BUTLER C C. Motivational interviewing in health care: Helping patients change behavior. New York: Guilford Press, 2008.

[11] BERGER B A. Readiness for Change: Improving treatment adherence. Research Triangle Park, NC: Glaxo Wellcome Inc, 1997.

# 第十章

# 与医生沟通合作

药师联系医生的主要原因是发生了问题或需要解决一些问题，除此以外，很少有例外情况。这些联系经常从一个问题开始，它们可能以消极或敌对的方式开始，并引发医生的防卫心理。但是有技巧和敏感的药师可以把这些消极因素转变为有利因素。提供药学服务要求与医生建立合作关系——在这种关系中，自我被放在一边（你可能无法控制别人的自我，但你可以控制你自己），重点是要预防和解决药物相关的问题，从而为患者提供最好的服务。这意味着与医生的任何联系（除了纯粹是为提供信息进行的联系），都应将重点放在帮助患者和解决或预防与药物相关的问题上。这种关系必须建立在相互尊重的基础上。出于"揪住某人的错误"或为证明某个观点的需要而进行的联络，不利于建立重要的职业关系。本章提供了与医生讨论药物相关问题的指南。

## 建立融洽关系

你可以先与医生建立良好融洽的关系，然后再与他们讨论患者的药物相关问题。无论你是独立药店的老板还是受聘药师，重新思考你是谁、你应该做什么是非常重要的。你是医疗服务人员吗？你有实践过吗？或者你只是简单地把自己看作是按处方发药的人？如果你认为自己是一个医疗服务人员，那么与当地的医生面谈是建立融洽的关系的重要步骤，可以让你在药物治疗决策过程中更有成效。正如《药学服务实用指南》[1]一书中建议的那样，药师与当地医生进行面谈，可以做以下事情：

■ 告知医生你提供的新服务，以及你希望与医生合作从而使患者受益的意愿。重要的是要向医生解释每一项新服务的好处，尤其要强调对医生的好处。例如，假设你将开发针对哮喘患者的教育服务和课程，向医生（尤其是全科医生和家庭医生）指出，你了解他们有多忙，而且他们通常没有时间做到像他们希望的那样细心和全面。通过提供这项服务并与医生合作，你可以控制患者的哮喘，这样患者就不需要转诊到专家（肺科医生）那里。一位药师将血压监测服务的想法推荐给了一位医生，即他每隔两周就会把患者的血压数据通过传真或电子邮件发给医生，并附上简短的说明。这样，每 3～6 个月才见一次患者的医生就能获得更及时的信息。

■ 鼓励医生讨论什么样的服务可以在诊疗过程中帮助到他们。
■ 讨论药学行业正在发生的变化，这些变化可以为患者提供更好的服务。
■ 向医生介绍某一专业领域或总体的新药研发情况。从有效性和成本费用的角度，为医生提供关于新药的真实信息非常有用。它还可以提升你作为一名药师的地位和药学专业的地位。

不能与当地医生面对面交流的药师可以写信介绍自己以及自己能提供的新服务。这封信可以询问医生想要什么样的服务，以及他们是否愿意见面并进一步讨论这些服务。无论这种联系是面对面的还是通过信件，它都有助于建立融洽的关系和可信度，并让医生对你留下深刻的印象。

## 联系的原因

药师通常就下列与药物有关的问题联系医生：

■ 未得到治疗的问题。患者需要药物治疗，但没有得到。
■ 药物选择不当。除了药物不适用于患者和适应证不当外，选择不当还有可能是患者买不起这种药或对这种药物过敏，或既往药物无效，或产生了耐受，或者是患者有肝肾功能损伤导致药物选择不当。
■ 超剂量用药。错误的剂量、频次、疗程或药物相互作用可能使剂量过高。

- 低于治疗范围的剂量。这可能是由于错误的剂量、频次或疗程，药物相互作用，储存不当以及给药方式不当降低药物的有效剂量。
- 无法耐受的或持续存在的药物不良反应和副作用。这可能是由不恰当的剂量、给药方式或药物相互作用造成的。
- 药物相互作用。
- 不必要的药物治疗。这包括：无适应证用药；使用成瘾或消遣性毒品；有些情况下非药物治疗或不治疗可能更合适；重复治疗；或治疗另一种药物的可避免的不良反应。
- 依从性问题。当患者不能耐受副作用、费用太高、给药方案过于频繁或复杂，患者不能吞咽或者不能使用其他给药方式，患者不理解药物的作用或如何使用药物，或者患者不理解用药的必要性或疾病的严重程度时，就会发生依从性问题。

联系医生的其他原因包括：

- 无法阅读或解释处方。
- 因为药物无库存，或需要某特定品牌的药物，或患者负担不起、对该药物过敏，或以前使用后对患者没有任何效果，故请求更换药物，并建议使用另一种备选药物。
- 补充授权。
- 请求为你的数据库提供关于患者的其他信息。
- 向医生详细或相对详细介绍你们药店推出的重要的新产品或新服务。

## 联系前准备

药师没有做好充分准备时，药师和医生之间的沟通可能会让双方都感到失望。因此，在联系医生之前，你需要考虑以下几点：

- 准备好必要的事实依据，包括你的建议和理由。这些事实依据不仅包括与药物和疾病相关的信息，还包括与患者相关的信息（如患者负担不起药费、经常忘记服药、不能忍受副作用）。

- 如果可能的话，准备好参考文献（使用网络或硬盘拷贝的参考文献）。

- 知道你在说什么。不要浪费一个忙碌医生的时间。在你的谈话中要简明扼要。介绍自己（您好，我是蒂娜·金药师），涉及的患者（露丝·琼斯），涉及的问题（仍然有胃灼热症状，让她彻夜难眠）和你的建议（因此，我建议我们让她使用 Y 来替代 X）。提供其他相关信息（她已经按医嘱服用 X，减少脂肪和辛辣食物的摄取，睡觉前也不吃东西，但是她没有明显的缓解）。

- 从患者那里获得充分的信息（从患者的角度认为什么是问题所在），以备不时之需。

- 准备使用 SOAP 方法（主观的和客观的信息、评估和计划），因为这是医生习惯使用的。

- 准备好另一个备用的建议，防止初始建议不被接受。

## 沟通注意事项

在联系医生之前，请考虑以下沟通策略。

全部重点应该放在解决问题上，而不是针对个人或针对人性。把谈话的重点放在解决患者的问题上，而不是指出医生开的药物治疗方案不合适。以下两种回答有很大的不同，"史密斯医生，琼斯夫人不能服用你开的那些药"和"史密斯医生，琼斯夫人吞咽有困难，我建议……"后者更有可能让医生与你合作，因为你是从琼斯夫人吞咽困难的角度来陈述问题，而不是史密斯医生做了什么。再举个例子，与其说"你不应该开 X，因为琼斯夫人正在服用 Y，两种药物之间有相互作用"，不如说"因为琼斯夫人已经在服用 Y，我担心她服用 X 后会产生药物相互作用，我建议用 Z 代替，原因如下……"。

一定要尊重职业界限，这是双向的。不要试图扮演医生，也不要事后批评医生。提出问题，并表现出对患者的兴趣，而不是把兴趣放在证明自己是正确的。

心理和情感上都要为不同的结果做好准备。如果你遇到抵触、愤怒、攻击、恐吓或拒绝,你会说什么?你愿意坚持到什么程度且不退缩?

将信息交流、自信和有效的倾听结合起来。一定要完整听取医生做出决定的原因。重复你的理解,并准备好以一种自信、果断、非评判性的方式提供另一种选择。

电话交流时,要准备好与护士或办公室职员交谈。如果你需要和医生谈话,你可能需要坚持自己的观点。想一下什么情况下需要直接和医生交谈。

使用"4F"交流方式:"我知道你的感受(feel),我也有(felt)同样的感觉。但我在文献中发现了(found)……"始终聚焦(focus)在问题上。

表 10-1 提供了与医生面对面交流或通过电话联系的指南。本章最后给出了关于同一药物治疗问题的两段对话举例。

## 偶然事件

当医生拒绝接受你的建议改变医嘱时,不要继续争论。简单地告诉患者发生了什么事。如果可能的话,找出替代方案。当患者可能因不恰当的治疗而受到伤害,而医生又拒绝改变治疗方案时,你可以这样说:"琼斯医生,凭良心讲我不能给布朗女士这种药,因为我认为这种药对她有害,我不会给她这种药。再次说明,我推荐(药品名称),如果你不能接受,我将简单地向她解释为什么我不能给她配药(药品名称)。"即使你的建议是正确的,也不要试图以任何方式让医生看起来对患者不利。在这样的交换中只会对你不利。坚持实事求是,你告诉了医生什么,推荐了什么,你认为现在应该做什么。

表 10-1 联络医生的指南

| | 面对面交流 | 电话联系 |
|---|---|---|
| 介绍自己以及联络的目的(愉快地) | "您好,琼斯医生。我是乔·史密斯,是这里的一位药师。我想和您谈谈卡拉·布朗的处方,关于(药物名称)。您现在方便吗?"若这个咨询很紧急,不要问对方是否有时间。 | "您好,我是史密斯药店的乔·史密斯,我需要和琼斯医生谈谈关于患者卡拉·布朗处方的事。" |

| | 面对面交流 | 电话联系 |
|---|---|---|
| 说明问题和推荐解决方案 | "您给卡拉开了(药物名称)处方,她没有任何第三方保险,必须自掏腰包支付这笔费用,她说她负担不起。如果您正在治疗(适应证),我想推荐(药物名称),这对她来说是负担得起的,而且同样或几乎同样有效。"如果你不确定正在治疗的疾病是什么,询问适应证并准备好提出建议。 | "琼斯医生给卡拉开了一个(药物名称)处方。她没有任何第三方保险,并且必须自掏腰包支付这笔费用,她说她负担不起。如果琼斯医生正在治疗(适应证),我想推荐(药物名称),这对她来说是负担得起的,而且同样或几乎同样有效。"如果你不确定正在治疗的疾病是什么,询问适应证并准备好提出建议。 |
| 如果你遇到拒绝 | 始终将焦点放在问题上。进行友好的眼神交流。重复你对医生拒绝的理解。"所以,如果我没理解错的话,您就是不喜欢用(你推荐药物的名称),因为您使用(药物名称)会更有效。"医生证实了这一点,你继续说:"鉴于您正在治疗(适应证),我发现(引用文献)证明(你推荐药物的名称)是非常有效的。我很担心布朗太太不会服用(药物名称),因为对她来说这个药太贵了。我曾试图说服她,服用这种药可以避免她以后再来,但她坚持不肯服用这种药。我们可以试试(你推荐药物的名称)吗?" | 始终将焦点放在问题上。重复你对医生抗拒的理解。"所以,如果我没理解错的话,您就是不喜欢用(你推荐的药物名称),因为您使用(药物名称)会更有效。"医生证实了这一点,你说:"鉴于您正在治疗(适应证),我发现(引用文献)证明(你推荐药物的名称)是非常有效的。我很担心布朗太太不会服用(药物名称),因为对她来说这个药太贵了。我曾试图说服她,服用这种药可以避免她以后再来,但她坚持不肯服用这种药。我们可以试试(推荐药物的名称)吗?" |

## 让患者参与进来

一般来说,每当需要联系医生讨论患者的药物治疗问题时,患者都应该参与进来。但是，我们必须谨慎，不要影响医患关系。例如，一个不知道患者有高血压的医生给患者开了一种抑制食欲的药物，你需要告诉患者联系给她治疗高血压的医生来讨论这种新药，以及联系的原因。要强调你理解医生没有意识到她有高血压。考虑一下，如果患者要求你不要给医生打电话，因为她不想打扰他，并告诉你她会和她的医生交谈，你会怎么做。如果她坚持这样做，那么重要的是不要给任何可能对她有害的药物，将问题和你提出的解决方案写下来，给患者复印一份，并保存在你的文件夹里。这样，你与患者的沟通内容就不会被错误地或不完整地传递给医生。

## 把内容整合起来

现在让我们来看看关于同一个问题的两段药师与医生之间的对话。这些对话表明，准备、专注和人际交往技巧是如何导致巨大差异的。

### 对话 1

 药师：您好，医生，您给坦纳太太的孩子开的阿莫西林不起作用，我们得给她用点别的。

医生：你是谁？

药师：我是 Conners Drugs 的乔药师。

医生：你说药物不起作用是什么意思？她给孩子用药的方法正确吗？孩子只服用了五、六天，她需要给孩子用十天的药。孩子还在发烧吗？

药师：我猜她给孩子服药的方法是正确的。她说他感觉不舒服，她想给他换用别的药物。我没问发烧的事。

医生：让她给我打电话，我会来处理。

药师：好的，医生！

### 讨论

这位药师没有准备好，他联络前根本没做功课。此外，他还将问题定义为医生开具的药物。问题是患者没有好转（根据母亲的说法），药师没有明确的信息来支持医生开的药物有问题。因此，医生决定直接与患者交谈，而不是浪费时间与一个准备不充分的药师交谈。这段对话反映了药师及其专业的不足。

让我们看看正确的沟通方式。

## 对话 2

药师：嗨，史密斯医生。我是莎拉·托马斯，Conners Drugs 的药师。我刚和布莱迪的母亲苏珊·坦纳通完电话。她打电话是因为担心布莱迪，他的体温还是 101.5 华氏度，已经服了 6 天阿莫西林了，按您的处方一天服 3 次。她说布莱迪很难受。我推测布莱迪患有中耳炎，因为她谈到了他的耳朵有感染，我从布莱迪的医疗记录中看到，大约 3 个月前他曾接受过一次中耳炎治疗。我想现在可能需要改用其他药物了，如复方磺胺甲噁唑一天 2 次或者头孢克洛每 8~12 小时一次。

医生：所以布莱迪还在发烧。根据你所说的，似乎阿莫西林对他没有效果。好的，每天给他服用 2 次复方磺胺甲噁唑，你有他的体重吗？

药师：当然有。

医生：很好，让他服用 10 天。

药师：好的，我会转告坦纳太太。

医生：谢谢你的来电。

药师：不客气，谢谢您的回复。

## 讨论

这位药师准备得很充分，并始终把注意力集中在问题上。她给了医生不止一种选择。由于她的细心，医生能够迅速做出决定。虽然不是所有情况都那么顺利，但通过充分的准备和恰当的关注点，交流才更有可能进展顺利。

## 总结

通常，药师联系医生时会有点忐忑。准备充分、有技巧的药师会关注患者的问题，而不是处方的问题，他们可以把这些联系医生的机会转变成专业上的协作与合作的机会，而不是与医生发生冲突。

### 问题与思考

1. 当你打电话给医生询问一个与药品有关的问题时，在打电话之前你需要做什么准备？

2. 将下面这段话换个说法："史密斯医生，您给琼斯夫人开的治疗关节炎的药对她一点用都没有，你想要怎么做？"

3. 如果医生拒绝改变药物治疗方案，而且你知道所开的药物并不适合患者，你应该怎样做？你会说什么？你会采取什么措施？

4. 有人说，如果药师没有与医生建立合作关系，药学服务就无法实现。这涉及哪些方面？

5. 在你的实践中，可以通过什么方式让当地医生更多地参与到你想要进行的改变中来？

## 参考文献

[1] ROVERS J P, CURRIE J D, HAGEL H P, et al. A practical guide to pharmaceutical care. Washington DC: American Pharmaceutical Association,1998:91.

# 第十一章

# 支持性交流

当患者来到药店，拿出一张处方，他们通常会通过说或做一些事情来表达他们的痛苦和烦恼。这种痛苦通常与处方试图解决或缓解的疾病有关，但有时这种痛苦也与其他事情有关。因为药师是医疗服务人员——一个应该给予关怀的人——所以期待药师能够在这些情况下以一种向患者传递关心、关怀或安慰的方式做出回应是合情合理的。这就是支持性交流。

在本章中，我们将探讨支持性交流的好处，支持性交流的不同回应方式，支持性交流相关的问题，以及非支持性或无益的信息。本章中的很多思想和概念都来自于 Albrecht、Burleson 和 Goldsmith[1] 的著作。读者可以在这本杰作中找到更多关于这个主题的信息。

## 支持性交流的需求

正如 Basch[2] 所言："我们需要在某种程度上与他人交流，虽然我们往往没有意识到这一点——也就是说，让自己被他人理解或理解他人，并在这样做时感到被关怀、安全、受到鼓舞和赞赏——而这些仍然是我们做或不做一切事情的主要动力。"支持性交流能让人们感到被理解，减少孤独感。

Squier[3] 讨论了医疗服务人员的理解在预测治疗依从性中的重要性。Squier 认为：①当医生允许患者表达和宣泄他们对疾病的紧张和焦虑时，当医生愿意花时间仔细回答患者的问题时，患者的依从性更高；②那些对患者的感觉做出积极回应的医疗服务人员，让患者有更高的依从性和更好的医患关系满意度；③认为医生理解、关心他们的患者，更有可能执行治疗方案，并在需要时寻求进一步的帮助或建议；④医疗服务人员鼓励患者表达情绪和积极参与治疗计划，则患者的依从性较高。这些重要的发现对药学实践具有重要的意义。同样，感觉被理解可以加强患者和医疗服务人员之间的关系，可以提高患者治疗依从性，并鼓励患者继续常来药房。除了情感和心理上的好处，支持性交流还被证实对身体和健康有益，提高对感染和疾病的抵抗力，延长寿命[1]。

## 支持性交流的类型

此处讨论的重点是当患者感到痛苦时，给予支持性回应。这种类型的交流互动对人们来说通常是困难的，因为尽管他们想要给予支持，但有时不确定说什么或怎么说。虽然在人们表达快乐或喜悦时回应他们也同样重要，但我们大多数人在人们心情好的时候比较容易回应对方。无论哪种情况，关键是要理解所表达的感情的有效性和重要性。

当患者发现自己患有慢性疾病，如糖尿病、高血压或哮喘时，他们通常会表现出悲伤。他们的悲伤源于失落感。这种损失通常是永久性的，从患者的角度来看，包括失去一些好的、渴望的或愉快的东西。这种损失可能包括需要放弃某些食物，即意味着需要放弃某些习惯，比如吸烟。虽然大多数医疗服务人员都同意吸烟不是一件好事，但它仍然可能使患者感到愉快或放松。这一损失也可能涉及一种普遍的不可战胜感的失去。慢性病提醒我们，我们正在变老，不会永远活下去。

当患者因为这些损失而悲伤时，支持性交流的目的是帮助患者接受损失。这需要通过认可患者的感受，承认损失对患者的重要性和永久性，以及鼓励患者接受损失来实现。让我们来看一个例子：

 患者：我以为我只是有些过敏，现在我发现我得了哮喘。医生说我必须戒烟，但抽烟是能让我放松的方式之一。

药师：发现哮喘对你来说似乎打击很大。因为抽烟能让你放松，戒烟可能很难。不过，戒烟肯定对你的哮喘有帮助。

患者：是的，我知道。只是很艰难。

药师：听起来很难。

注意，这位药师并没有试图让一切变得更好。药师没有试图让患者高兴起来，也没有指出不吸烟的所有好处和患者生活中的美好事情。不能过于心急。这在某些时候可能有用，但不是现在。

生病也会引起患者的恐惧和焦虑。这两种情绪的出现是因为患者的矛盾心理，似乎无法控制的局面，或者是患者认为的或真正存在的威胁。同一疾病在一个患者身上产生悲伤情绪，而在另一个患者身上可能产生恐惧或焦虑情绪。因此，药师必须对每位患者如何独特处理疾病及其治疗方案敏感。对于害怕或焦虑的患者，支持性交流的重点是认可患者的感受，"减少个人对情况的不确定性，增强个人的自信心或控制力，调整对感知到的威胁的危害性的判断，或找到逃离威胁的办法"[1]。举例如下：

患者：医生说我有高血压。我会得心脏病吗？
药师：这对你来说一定很可怕。较长时间血压控制不佳的患者的确会增加心脏病发作风险，但是如果你按照医嘱每天服用一次医生给你开的这种药物，就可以非常有效地控制血压。
患者：那么，如果我吃了这个药，我就不会得心脏病了？
药师：如果你正确服药，饮食中减少盐的摄入，并定期进行适量运动，我很有信心可以降低心脏病的发生风险，这完全取决于你。我知道这些事情对你来说完全可以胜任。
患者：希望如此。

在这种情况下，药师认可和理解患者的担忧，然后对患者的心脏病发作风险给出一个现实的评估。药师通过让患者知道他完全可以控制这些事情，从而帮助其减少不确定性。然后，药师通过让患者知道他可以做哪些事来避免心脏病发作的威胁，以此来支持其自信心。

当一个人生病了或所爱的人生病了，可能会引起一些如羞愧、尴尬和内疚的情绪。羞愧和尴尬源于当你不想被抓住的时候感觉"被抓住了"。

当一个人的性格或能力受到质疑时（无论是私下的还是公开的）——当他的自我形象受到质疑或确认时（有些人认为他们没有能力或不值得被尊重），就会发生羞愧或尴尬。如果一个患者被当作孩子一样对待，并因为没有正确地遵循治疗计划而被医生羞辱（在医生看来），那么当她到达药店时，这种羞愧可能已经转化为愤怒或不满。这是一个非常困难的局面。不管患者是否遵循治疗方案，都需要支持性交流，让她知道她仍然值得被尊重。但患者的愤怒或不宽容可能远不及药师的支持性交流。对药师来说，关键是要不受患者的影响，也就是说，不要被患者的愤怒情绪左右。举例如下：

 患者：这个，配药！（气愤地把处方扔在柜台上）

药师：听起来您今天过得不太顺利。

患者：嗯，艰难的一天……你们认为生病后吃这些药，并且为此改变全部的生活很简单吗？

药师：希望我没有给你那种印象。我知道控制糖尿病需要付出很多努力。

患者：你说得对，去跟哈里斯医生说吧。

药师：你认为他不理解这些吗？

患者：一点也不。我不应该像个孩子一样的被他轻视，就因为体重没有达到他要求的水平。

药师：听起来你今天和哈里斯医生沟通不愉快。

患者：他不知道我有多努力。

药师：你已经很努力了。

患者：是的！

在这种情况下，药师不会计较患者的愤怒。他鼓励患者而不偏袒任何一方，也不去推测患者对哈里斯医生的描述是否准确。药师只是对患者遇到的困难做出回应，并肯定她的努力。

当人们认为他们做了本来不应该做或没有做本来应该做的事情时，内

疚感就会产生。无助感伴随着内疚。在处理他人的内疚感时，支持性沟通
的目的是首先承认这种感觉，然后询问对方他或她能做些什么来改变这种
内疚感。最后，支持和鼓励患者确定的行动步骤。

**患者母亲：**我希望我能更经常地检查他的流量峰值。如果我
这么做了，他就不会再次去急诊室了。我本可以做点什么。
他才9岁，就受了这么多苦。

**药师：**你觉得你要为他再次去急诊室承担一部分的责任。

**患者母亲：**嗯，当然，我是他的母亲。

**药师：**看到您的孩子发生这些情况让人很难受，您觉得您能做些什么
来防止这种情况再发生？

**患者母亲：**我需要像你说的那样绘制他的流量峰值图，然后根据情况
使用药物，我要坚持下去。

**药师：**我认为这是个好主意。让他参与绘制流量峰值图，并在您忘记
时提醒您，这可能也会有所帮助。他已经长大了，应该承担一些责
任了。

**患者母亲：**好的，这是个好主意。

　　药师承认母亲的感受，并没有试图缓和她的心情，使一切正常。他允
许患者的母亲提出解决方案并给予支持。最后，他还补充一句，有些责任
可以由孩子来共同分担。

　　愤怒是另一种让大多数人难以面对的情绪。我们只是想让它停止，而
我们的沟通往往传达了这一点（有关管理愤怒的更多讨论，请参见第六
章）。这可能会适得其反。愤怒是对目标被阻碍或某种不公平的反应。与
羞愧和尴尬一样，愤怒常常是其他感受的替代品（如恐惧、沮丧、受伤），
因为愤怒比其他感受更强大，没有那么无助或软弱。支持性交流试图承认
对方感受的合理性，帮助确定实现受阻目标的方法，并在明显不公正的事
情发生时支持对方。

患者：15分钟，就往瓶子里扔几粒药！我没有一整天的时间。我所做的就是等待你们这些人！先是在医生办公室等，现在还要等，我约会要迟到了。

药师：我知道这一切会让人很沮丧。你想打电话让他们知道你可能要迟到约会了，或者稍后再拿你的处方吗？

患者：我只是等得不耐烦了。我在医生办公室等了将近一个小时，已经过了我的预约时间。

药师：我也不喜欢那样。不只是医生，我们都很忙。我会尽快准备好这张处方。

患者：快点。

药师承认患者的感受，但不被患者的愤怒左右。药师为患者提供一些选择（为达到受阻碍的目标），并向患者保证她会尽快拿好处方。此外，药师通过让患者知道，当医生（和其他人）不按时赴约时，她也不喜欢这种做法，从而（为不公正）提供支持。

表 11-1 总结了关于感受和支持性交流的讨论。不管表达什么样的感受，支持性交流试图使对方的情绪合理化。

表 11-1 感受和支持性交流

| 感受 | 源于 | 支持性交流的目的 |
| --- | --- | --- |
| 悲伤 | 感觉永远失去了某些东西 | (1) 认可他人的感受。<br>(2) 承认损失的重要性和永久性。<br>(3) 鼓励患者接受损失。 |
| 恐惧、焦虑 | 矛盾心理，似乎无法控制的局面，感知的或真实存在的威胁 | (1) 认可他人的感受。<br>(2) 减少个人对情况的不确定性。<br>(3) 增强个人的自信心和控制感。<br>(4) 调整对感知到的威胁的危害性的判断。<br>(5) 找到避免威胁的方法。 |

| 感受 | 源于 | 支持性交流的目的 |
|------|------|------------------|
| 羞愧或尴尬 | 感觉被"抓住",性格或能力受到质疑 | (1) 认可他人的感受。<br>(2) 支持他人的性格或能力。 |
| 内疚 | 做了本来不该做的事或没做本来该做的事 | (1) 认可他人的感受。<br>(2) 询问对方可以做什么来改变这种内疚感。<br>(3) 支持和鼓励对方提出的行动措施。 |
| 生气 | 目标受挫,感觉不公平 | (1) 认可他人的感受。<br>(2) 帮助确定实现受挫目标的方法。<br>(3) 在显然不公正的事情发生时支持对方 |

## 与支持性交流相关的问题

与支持性交流相关的主要问题有三个：①无论你做了什么或说了什么，对方都可以决定保持愤怒、冷漠或不合作；②在某些情况或条件下产生的防卫心理，会导致患者在最需要支持的时候将内心的情绪转变为愤怒或冷漠；③支持性交流需要耐心、努力和实践。

第一，你必须清楚，你的工作是关心和照顾患者，而不是解决患者的问题，尤其这些问题是在你和患者的关系开始之前早就产生的。例如，如果患者约会要迟到了，药师可以通过迅速为患者提供服务来尽可能地提供帮助。然而，药师并没有让患者迟到，也不应该因为患者迟到而接受患者的指责。某些人，在某些时候，无论人们怎样表现出关心和照顾，他们都不会理会。在这种情况下，要么继续努力，或者，果断要求患者停止对你大喊大叫，这样做很有必要。不管什么原因，你都不能为别人的无礼负责。

第二，某些疾病（如抑郁症）、某些情绪（如羞愧感）和某些情况（如对 HIV 或 AIDS 的污名化）会使患者感到非常不舒服和受伤，以至于他们将这种受伤的情绪转化为愤怒或变得更孤僻。他们非常需要社会的认可和支持性交流，然而他们自己的愤怒、不安或退缩会引起其他人（包括医疗服务人员）的不适，以至于当患者最需要鼓励和肯定时，他们会以愤怒或逃避来回应。我们的愤怒反应或退缩会加剧患者的孤立感。这里没有简单的解决方案。要记住，无论患者的情绪表现如何，我们可以把注意力集中在认可患者的感受和仔细倾听，而不必对患者的感受或状况感到负有责任。虽然这有困难，但却是必要的。

第三，我们一直在讨论的交流技巧要求我们能与患者拥有一段不被打扰的时间。在一些社区药店虽然很难实现，但不使用这些技巧会导致浪费更多的时间。倾听患者的感受需要练习和敏感，才能有效地掌握和使用这些技能，所以对自己也要有耐心。

## 没有帮助的或非支持性的信息

当与身陷痛苦的患者交流时，医疗服务人员可能会进行没有帮助的或非支持性的交流，如表现为漠不关心、过度关心或愿意帮助的，或不仔细倾听患者，或尝试解决问题或治好患者。如果我们想要真正提供服务，在与一位痛苦的患者交流时，绝不能以漠不关心的态度进行。

过度关心可能会让患者感到窒息，也可能因为一开始就承认了问题而加重患者的无助感。当我们过度担心时，通常是因为我们想要照顾我们自己的需求（这个需求被认为是有帮助的，善意的或好的），而不是关注患者的需求。有些患者可能根本没有准备好接受任何帮助。

当我们试图解决问题或患者时，通常是因为我们对患者或问题感到不舒服，希望他们尽快消失。学会倾听和认可感受，而不是试图解决问题或让患者高兴起来，这将会减轻一些与听到人们的问题有关的压力。

## 总结

支持性交流是与患者建立信任的治疗关系的重要组成部分。为了使支持性交流有效，药师必须仔细倾听患者表达的感受，意识到这些感受从何而来，并使用支持性信息来解决引起特定感受的问题（表11-1）。这将使医患关系更令人满意且更为长久。

## 问题与思考

1. 解释为什么有时候当人们最需要支持性交流时，他们的行为却表现为把别人推开。
2. 为什么不同的情绪需要不同的支持性的回应？
3. 为什么医疗服务人员在支持性交流方面经常遇到问题？
4. 区分受伤患者和悲伤患者所需要的不同的回应类型。
5. 如果你的支持性交流尝试受到患者的敌意或漠不关心，你应该怎么办？

# 参考文献

[1] ALBRECHT T L, BURLESON B R, GOLDSMITH D. Supportive communication. In: KNAPP M L, MILLER G R, eds. Handbook of Interpersonal Communication. 2nd ed. Thousand Oaks, Calif: Sage Publications,1994.

[2] BASCH M F. Empathic understanding: a review of the concept and some theoreticalconsiderations. J Am Psychoanal Assoc,1983, 31(1): 101-126.

[3] SQUIER R W. A model of empathic understanding and adherence to treatment regimens in practitioner-patient relationships. Soc Sci Med,1990, 30(3):325-339.

# 第十二章

# 选择合适的回应

本章总结了对待患者的不同反应类型以及每种反应的优缺点，其目的是帮助药师在实践中选择最适合具体情况的反应。表 12-1 列出了每种反应类型及具体示例，以及每种反应的优点和缺点。

我们对患者做出的回应应该是出于帮助或照顾患者的意愿，而不需要因为患者的言行而减少我们自己的焦虑、恐惧或沮丧。若我们有时感到不适，这对我们应该有启发性，而不是刺激我们尽一切可能来摆脱不适。我们应该以满足客户的需求，而不是自己的需求为目的。从这个角度出发，我们可以最好地评估我们的回应是否恰当。我们的重点是帮助患者[1]：

1. 感到被理解和被接受，从而允许患者更自由和公开地讨论他们的问题。

2. 更多更准确地了解患者的状况。

3. 必要时讨论替代方案。

4. 就下一步方案做出决定，并采取具体行动。

5. 做出调整以获得最佳结果。

## 共鸣

共鸣反应是用来传递关心和对他人情感状态的准确理解。它是客观的，因此人们的感受能得到准确的反馈，而不必对这些感受的适当性做出任何判断。这种感受仅仅反映了对方在当时情况下的情绪状态，并没有好坏之分。共鸣反应让人们在谈论一个问题，甚至是他们喜欢或享受的事情时，感到被理解和安全。共鸣唯一可能的缺点是，你对他人感受的特色描述可能会促使他的"释放"，使其感觉更加强烈。尽管其具有治疗性，有

表 12-1　反应类型和优缺点

| 反应和例子 | 优点 | 缺点 |
| --- | --- | --- |
| 共鸣:对个人情感状态的客观认同<br>患者(看起来很担心):"虽然医生说测血压只是常规检查,但是我知道我的病历,护士看了我的病历,露出了惊恐的表情,我知道问题很严重。"<br>药师:"您担心出了严重的问题,医生和护士没有告诉你所有的事情。" | 最有助于发展治疗关系。让患者感觉被理解,不那么孤独或"疯狂"。 | 有时是痛苦的,但痛苦通常对患者是有用的。 |
| 安慰:试图让患者感觉好一些,并更加自信<br>患者:"我不敢相信我有高血压。"<br>药师:"别担心,你会没事的。" | 可能正是患者想听到的,但只能在患者要求时使用("其他人也有这样的感受吗?") | 存在忽视或低估患者感受的风险。你将永远不会发现患者是如何独特地看待问题。 |
| 探索和询问:尝试获取更多的信息<br>患者:"医生非常粗鲁,我没疯,我的脖子真的很疼。"<br>药师:"您想过去看其他医生吗?或者'你的脖子疼了多久?'" | 当需要额外的信息时很有用,从而得出适当的结论。 | 患者的感受被忽视了。内容涉及情感表达时并不是很有用。 |
| 建议:提供信息帮助解决问题——取决于谁是专家<br>患者:"你对小伤口有什么建议?"<br>药师:"我推荐这种抗生素软膏。" | 当药师是解决这方面问题的专家时,非常有用。 | 当患者是专家时,就不是特别有用了。(我应该让我的岳母和我们度假期吗?) |
| 概述或比较:尝试说明普遍的真实情况<br>患者:"不敢相信我得了高血压。"<br>药师:"数百万人有高血压,他们都控制得很好。" | 可能正是患者想听到的。 | 存在忽视或低估患者感受的风险。你将永远不会发现患者是如何独特地看待问题。 |

续表

| 反应和例子 | 优点 | 缺点 |
| --- | --- | --- |
| 自信:在这种反应中,患者和药师都得到了尊重<br>患者:"等15分钟,太可笑了,我不应该等这么久才能拿到药。"<br>药师:"如果你着急,15分钟确实时间很长,但是在你前面还有三位患者,我希望尽可能准确无误,所以这需要15分钟。" | 交流中不要涉及主观的、评判性的内容。在不失去自尊的情况下,允许对患者的尊重和对患者进行批评。允许承认不同的观点。 | 当患者想要得"疯狂"时,有时会让他们表现得更疯狂,因为他们不想接受合理的回应。 |
| 攻击性:不尊重他人观点或行为的反应<br>患者:"等15分钟,太可笑了,我不应该等这么久才能拿到药。"<br>药师:"这里不是快餐店,我们做的事很重要,我不需要你要对我大吼大叫!" | 没有任何优势——暂时感觉自己胜利了。 | 可能导致问题或者冲突升级。 |
| 不自信:不尊重自己的反应<br>患者:"等15分钟,太可笑了,我不应该等这么久才能拿到药。"<br>药师:"你说的对,你不应该等这么久,我马上给你配药。" | 其他人可能得到了他想要的。 | 你会感觉自己的后背上贴了个标签"好欺负",患者在今后可能会更加利用你的弱点。 |
| 评判:任何向患者表明他或她做错了或者不应该像他或她那样做或感觉的信息<br>患者:"医生让我等了那么久,等我终于见到他时,又催促我。"<br>药师:"你应该理解医生有多忙。" | 没有优势 | 不承认患者的感受,可能是一种贬低。 |

助于人们前进，但也可能是痛苦的，有时也很可怕。这里有两个例子：

## 示例 1

患者：你和我的医生只对我的钱感兴趣。

药师：你生气是因为你的医生和我似乎更在乎你的钱，而不是关心你。

## 示例 2

患者：我刚发现我有糖尿病。我就知道出事了。

药师：你知道有些事不对劲，但你对发现糖尿病还没有心理准备。所以你很担心。

## 安慰

给予安慰会让人感觉更好、更放松、不再害怕或更加自信。虽然这样的反应是试图提供帮助或关心，但它们通常是由于做出反应的人自己的焦虑引起的。也就是说，一个人说的话表明他（或她）感到害怕或不知所措，另一个人给出安慰性的回答（"别担心，会没事的"）以试图缓解他或她自己的焦虑，因为他或她也不知道如何提供帮助或解决问题。当对方寻求安慰时，给予安慰最有效。当一个人没有寻求安慰而只是想被理解时，这可能会适得其反。下面两个例子应该有助于阐明这一点。

## 示例 1

患者：其他患者告诉过你他们害怕给自己打过敏针吗？

药师：当然有。我相信，像其他患者一样，经过一些练习，你就不会有问题了。我很乐意教你怎么做。

患者：太好了。谢谢。

安慰在这里发挥了作用，因为这是患者的要求。患者不想在恐惧中感到孤独，所以她问是否其他患者也有这个问题。她需要确信不止她一个人害怕。

### 示例 2

患者：我只是觉得不知所措。我终于控制住了血压，但是现在又发现我有哮喘。下一个病会是什么？

药师：史密斯太太，别担心，没那么糟糕。哮喘是可以控制的，你会没事的。

患者：你说没那么糟糕是什么意思？你有高血压吗？你有哮喘吗？对你来说，站在那里说句不是那么糟糕很容易啊！

药师：冷静点。一切都会好起来的。

患者：别叫我冷静！这不是发生在你身上。

这里发生了什么？药师是在关心患者吗？药师想表现出关心，但他的反应是出于他的焦虑和想要解决问题的愿望，而不是仅仅在情感上支持史密斯太太。药师希望如果他能解决这个问题，他就不必感到焦虑。史密斯太太的反应表明这并没有发生。

## 探索和询问

当你对从患者那里或从患者的角度获取信息很感兴趣时，这种类型的反应会很有用，尤其是对于开放式问题。当需要事实信息时，这种类型的反应通常很有效，但当涉及情感时，就可能会出现问题。

### 示例 1

患者母亲：我不知道应该怎么做，像这样咳嗽她已经有一段时间了。

药师：我知道你担心萨拉。你什么时候开始注意到她咳嗽的？

患者母亲：大约三天前。

药师：请告诉我你还注意到什么症状，比如发烧或喉咙痛。

正如你所看到的，这里的探索和询问对收集信息非常重要，为下一步做出正确的决定奠定基础，如进一步提出有效的建议或转诊给医生。注意，药师首先承认了母亲的担忧。让我们来看看哪种情况下这种类型的反应可能不是很有效。

## 示例 2

患者：35 美元吗？你在开玩笑吧，我买不起！

药师：难道你不觉得值得吗？

患者：那不是主要的，这是一大笔钱。

药师：你不认为帮助治疗你的关节炎值 35 美元吗？我敢肯定，你花在不那么重要事情上的钱比花在健康上的钱还多。

患者：真不敢相信，你竟然这么说我！

显然，探索和询问在这里不起作用。这是因为他们并没有试图去理解患者的观点。事实上，这种询问是操纵性的，是一种试图胁迫患者的行为，尽管它伪装成合理的。太多时候，我们使用探索和询问来"获取真相"，但首先尝试从患者角度来理解世界，这将更有益处。

## 建议

与许多其他回应一样，有时建议是恰当的，有时则不恰当。一般来说，当你是某方面的专家时，建议是适当的，否则，建议应避免或慎用。让我们看两个例子。

## 示例 1

患者：我的脚趾间有点灼痛和瘙痒。你觉得是脚癣吗？（患者穿着凉鞋，药师检查他的脚）

药师：看起来确实很像。我强烈推荐这个产品（给患者）。它对治疗脚癣非常有效。我还建议在沐浴后彻底擦干双脚，穿上干净的白袜子，直到真菌消失。一些深色袜子的染料会刺激被感染区域。如果你需要穿深色的袜子，可以在里面穿一双白色袜子。现在，让我来解释一下如何使用它。

在这种情况下，患者是在寻求帮助，而药师显然是专家。因此，建议不仅是适当的，而且是有益的。药师以沉稳和自信的方式给出建议，赢得了患者信任，也使患者愿意以后再进行咨询。

### 示例 2

患者：（30 岁的女人）这些避孕药我已经吃了 3 年了，我丈夫说我要继续吃。我们还不想要孩子，但我不想这么长时间一直吃这种药。他想让我这么做是因为他比较方便。你觉得我该怎么做？

药师：身体是你自己的，如果你不想吃，那就不要吃。他不能告诉你应该怎么做。他是你的丈夫，不是你的老板。

药师说的话是事实，但这么说是否恰当呢？这里的专家是谁？显然，在她与丈夫的关系上，患者是专家（至少比药师更专业）。这种情况下，我们并不知道具体情况，不确定她的丈夫是否真的如她所讲。他有可能确实这么说了，也有可能是患者想要回家告诉她的丈夫是药师让她停止服药。这里给出建议的问题在于，当愤怒的丈夫来到药店时，药师可能没有准备好应对。问题的确需要解决，但药师可以就不同的避孕方法向夫妻双方提供专家咨询，并向他们说明不同方法的风险。最终让这对夫妇来解决问题并决定哪种方法最适合他们。如果患者想知道要做什么，药师可以简单地说：很愿意与患者和她的丈夫谈谈长期使用避孕药的风险和有效性，以及其他的避孕方法，但这完全取决于她和她的丈夫选择哪种方法。

### 概括或比较

和安慰一样，当患者正在寻求一份保障或想要减少孤独感时，这种类型的反应有时有用。然而，在患者希望被理解，不希望自己的问题与别人的问题相比较时，概括或比较可能行不通。这里有两个例子。

## 示例 1

 患者：你能保证服用这种药物后我就不会得脑卒中或心脏病了吗？

药师：如果你按照要求服用这种药，降低盐和胆固醇摄入，并进行适当锻炼，我可以保证你将大大降低脑卒中或心脏病发作的风险。有证据表明如果服用得当，这种药对治疗高血压非常有效。

患者希望得到保证，如果他服药，他不会脑卒中或心脏病发作。虽然我们不能保证这些不会发生，但大概率降低危险因素。

## 示例 2

 患者父亲：我可怜的孩子。因为耳朵感染她已经受了好多苦了，这是最近的三个月里第二次抗生素治疗了。

药师：（实事求是地）现在似乎这个年龄段的孩子很多都有耳部感染。

患者的父亲：这能让我感觉好点吗？我的小女儿在受苦。

药师：我肯定她是。

与安慰一样，概括或比较也有可能使提出问题的人看来是将问题最小化。此时可作共鸣反应，然后等待和观察患者是否要求进行比较。如果患者需要安慰，药师可以这样回答："当孩子耳朵发生感染时，对你和你的孩子来说都是一种痛苦。孩子们受苦时，一定感觉很无助。"然后看父母下一步的反应。与安慰一样，此时比较和概括往往是由我们自身不适应引起的，通常对患者没有帮助。

## 自信的、攻击性的和不自信的反应

自信背后的基本理念是尊重自己和他人。换句话说，所有人的生命都有价值，因此应该受到尊重。有攻击性的人尊重自己，但不尊重他人；不自信的人尊重他人胜过尊重自己（有关这个主题的详细信息，请参阅第七章）。让我们看一段对话，在这段对话中，药师分别使用自信的、攻击性的和不自信的方式来回应。在这段对话中，一名患者第三次声称药师给她的药比处方上少了 5 片。

## 自信

 患者：喂，先生（拿起药瓶喊药师）。我刚走出去开车，就发现你又犯了同样的错误。你少给我 5 片药。

药师：史密斯夫人，我在你的记录上看到我们之前曾两次少给了你药，所以我今天很认真，清点了两次药片，以确保问题不再发生。

患者：即使这样，还是发生了同样的问题。我少了 5 片药。你肯定数错了。我应该有 50 片，而这里只有 45 片。

药师：我确定我给了你 50 片药，所以今天我不会再给你补 5 片了。

患者：你错了。

药师：（平静地）我已经告知您，这次我特别认真，所以今天我不会再给你 5 片药。

患者：这太荒谬了！

药师：（平静地）我理解你的失望。

患者：好。我或许只能去别的地方配药了。

药师：我希望你不会这么做，但这取决于你自己。

药师保持冷静，承认患者的担忧，但坚持他的立场。他这样做是对自己和患者的尊重。他允许患者做出选择，而不是屈服。药师的沟通是尊重、体贴、关心和清晰的。

## 攻击性

 患者：喂，先生（拿起药瓶喊药师）。我刚走出去开车，就发现你又犯了同样的错误。你少给我 5 片药。

药师：我们了解您，史密斯夫人。这种情况已经在您身上发生过两次，不会再次发生。

患者：你在说什么？

药师：我们知道你的把戏，不会再给你额外的药了，所以别费口舌，我们这次清点了两遍。

患者：我从来没有受到过这样的侮辱，我再也不会来了。

药剂师：最好。

这位药师不尊重患者。他更感兴趣的是在争执中取胜和羞辱患者，而不是解决问题。他针对的是患者，而不是问题本身。让她难堪解决不了任何问题。可悲的是，有些人利用他人的不公正来为自己的不良行为辩护。史密斯夫人试图逃避某些事情并不意味着她必须被当作罪犯对待。

## 不自信

 患者：喂，先生（拿起药瓶喊药师）。我刚走出去开车，就发现你又犯了同样的错误。你少给我 5 片药。

药师：哦，糟糕，对不起。我以为这次没有出错，我去给你补 5 片药。

在这种情况下，药师不敢声称自己已经重复清点了药片的数量，也不敢让患者不高兴，以至于药师没有尊重自己，这就默许患者以后可以继续不当行为。

## 评判

我们讨论的最后一个反应是评判。这种反应毫无益处，除非自以为是觉得很重要。这种反应会使人疏远，表现得缺乏理解，渴望正确而不是关心他人。下面是一个评判的举例。

 技术员：我对布朗夫人很生气。每次她来，对任何人都不友好，也从来不说令人愉快的话。她看一切都不顺眼。

药师：你显然不知道怎么应对布朗夫人。不要太往心里去。你反应过度了。

技术员：非常感谢！抱歉我没有你那么完美！

药师没有倾听技术员的感受。技术员在对话过程中受到了伤害，并且很沮丧。药师可以通过理解而不是评判技术人员的行为来进行帮助，直接告诉对方反应过度是一种简单的麻木不仁的方式，也是试图让对方站在自己立场上的一种方式，根本不是关爱他人。更体贴的回答应该是："我知道你很沮丧。布朗夫人真得很难应付。她是个很难相处的人。"这样的回答更有可能使技术员询问药师应如何对待布朗太太。药师前面的回答并不能提供学习的机会。

## 总结

这个章节讨论的反应类型和给出的示例可以帮助你在合适的情况下选择如何反应。

---

### 问题与思考

1. 安慰和共鸣之间的区别是什么？一个患者说，"我非常害怕，我的医生告诉我，我的糖尿病控制的很差"。用安慰的方式回应，然后再用共鸣的方式回应。

2. 什么时候适合给出建议，什么时候不适合给出建议？

3. 区别自信、不自信和攻击性反应。

4. 共鸣反应总是有效的吗？讨论什么时候以及为什么是有效的，什么时候以及为什么是不起作用的？

5. 什么情况下使用封闭式问题合适，什么情况下使用开放式问题合适？

---

## 参考文献

[1] DICKSON D A, HARGIE O, MORROW N C.Communication skills training for health professionals. Chapman and Hall Medical,1989.

# 第十三章

# 有说服力的沟通

有些时候，我们每个人都试图说服某人做某事，且取得了不同程度的成功。要使说服性沟通有效，必须遵循一定的原则，否则会适得其反，导致人们对目标行为产生更大的抗拒。关于说服性沟通，目前已有大量的研究。在这一章中，我们将讨论说服的策略，帮助你提高说服力。

## 什么是有说服力的沟通?

有说服力的沟通是为了改变另一个人的信仰、态度，并最终改变行为。恩格尔（Engel）及其同事认为[1]，态度有三个组成部分：认知——感知态度对象（attitude object）的方式；情感——对对象的喜欢或不喜欢的感觉；行为——对态度所针对的对象的行为倾向。认知成分是一个人对态度所针对的对象（态度的客体）的信念。信念影响态度，态度影响行为：改变一个人的信仰或态度，你就改变了他的行为。如果世界这么简单，那不是很美好吗？尽管信仰、态度和行为是相关的，但这些关系并不总是直截了当的。几个例子将有助于阐明这一点。

琼斯夫人80岁了。她知道许多人服用药物并获益。然而，她不喜欢吃药。她相信药物可以帮助其他人，但她不喜欢（情感成分）也拒绝服药。

史密斯先生认为奔驰是好车（信仰），他真的很喜欢奔驰的外观和性能（情感成分）。然而，因为经济原因，他不打算买奔驰车。

20岁的Heath Taylor相信药物真的可以帮助人们，他曾经服用药物治疗某种疾病，但由于日程繁忙，因此依从性较差。

这些人对药物都有积极的信念，但他们的态度和行为相差较大。积极的信念不一定会产生积极的行动。对史密斯先生来说，一个干预变量（金钱）阻止他购买（行为）奔驰，即使他相信那是好车，他也喜欢。我们需用不同的策略来影响行为的改变。一种策略不可能适用于所有的情况。

"说服"和"影响"这两个词经常互换使用，但两者之间有一定的区别。一方面，当某人受到他人影响时，他的信仰、态度和行为往往会发生变化，这听起来很像说服。然而，我们可以不自觉地影响他人[2]。例如，作为一名家长，我可以通过与他人互动的方式对孩子的行为产生积极（或消极）的影响。我可能没有意识到我的孩子正在观察和学习，但影响仍然存在。另一方面，说服是有意识的，是一种凭意志去影响其他人的尝试。

## 说服性信息的影响因素

许多因素决定了说服性信息的有效性。四个主要因素是：①信息来源；②信息的可信度；③环境因素；④信息的理解和保留。这些因素有很多重叠之处。当然，信息源的可信度会影响信息可靠性，信息的可信度也会影响信息的理解和保留。

**信息来源。** 为了使说服性信息产生预期的影响，信息来源（药师）必须被视为是可信的。可信任性包括公认的专业知识和对做正确的事、服务患者、热情和公平的渴望，仅有专业知识是不够的。患者必须认识到，药师的专家权威不是为了操纵或控制，而是用来为患者做最好的事情。当然，这也包括找出患者认为最好的东西。需要注意的是，专业知识并不是仅仅因为一个社会角色而归属于药师，它必须以一种支持患者的方式被证明。"把患者放在药师位置"的专业知识通常不具有说服力。举几个例子阐述这一点。

琼斯夫人走进药店，想再配一些她服用的降压药。

药师：您好！琼斯夫人。您今天过得好吗？

琼斯夫人：很好。再好不过了。

药师：太好了！我去给您配药。

药师：（过了一会儿）琼斯夫人，我注意到您的降压药应该在几星期前就用完了。您是按医嘱服药的吗？

琼斯夫人：噢，当然，每次我头痛的时候就吃降压药。

药师：那样是没有意义的。您多久服用一次？

琼斯夫人：噢，大概一周一次。

药师：琼斯夫人，您完全没有按照医嘱服药。您怎么会有这样的想法？您没看标签上的说明吗？说明上写的是每天服用。

琼斯夫人：那有什么问题吗？把药给我就行了！（抓起袋子）记在我的账上。（走出药店）

药师：但您没有按照正确的方法服用。

药师在这里没有产生任何影响，因为他采用的方式不正确。他可能得在晚些时候打电话给琼斯夫人，把情况弄清楚。他没有采取冷静的态度，而是斥责了琼斯夫人。她不乐意听，也没有找出问题所在就离开了。让我们看看上述情况可以如何处理。

 药师：您好！琼斯夫人。您今天过得好吗？

琼斯夫人：很好。再好不过了。

药师：太好了！我去给您配药。

药师：（过了一会儿）琼斯夫人，我注意到您的降压药应该在几星期前就用完了。您能告诉我您是怎样服药的吗？

琼斯夫人：噢，当然，每次我头痛的时候就吃降压药。

药剂师（平静地）：所以您头痛时服用是因为您认为血压升高时会头痛？

琼斯夫人：完全正确！

药师：有道理。然而，我们应该更好地向您解释如何服用这种药。

琼斯夫人：你什么意思？

药师：高血压患者有时确实会头痛，但通常是压力导致的，而不是您的高血压。在不测量血压的情况下，要想知道自己的血压是否升高非常困难。降压药您应该每天服用一次，这样您才能从中获得最大的益处。

琼斯夫人：一天一次？我以前不知道。

药师：嗯，从现在开始，即使您没有头痛，也需要确保每天服用一次。我想确保您的血压得到控制。

琼斯夫人：我也是。我从来不知道。

药师：我知道，也能理解您的困惑。

这位药师负起了责任，因为他没有责怪或斥责患者，所以她愿意听。她能受影响是因为她感到自己被理解了。药师的沟通是为了解决一个问题，而不是指责。即使他知道患者没有遵循标签上的说明，他还是觉得没有必要指出这一点，冒着让她难堪的风险。

大量的文献表明，男性和女性使用的说服策略不同。然而，关于说服性沟通策略的差异究竟是什么，以及这些差异是由性别差异还是角色差异造成的，结论并不一致。例如，有研究证明，女性使用更民主和参与性更强的领导风格来产生影响力，而男性则更倾向于专制和指令性[3]。其他研究认为，这些差异更多地归因于组织中的角色，而非性别。也就是说，当女性在组织中的地位变得更高时，他们的沟通也会倾向于专制和指令性。

无论如何，Gilligan 和 Attanucci[4] 发现，"男性在道德选择论证中以'公正'为导向，强调权利、尊重和公正的重要性，而女性则在道德选择论证中以'关心'为导向，强调相互参与、合作和关注个人的感受和需求"。通过关注权力和责任最有可能影响男性，而通过强调与情感和关怀有关的问题可能影响女性[5]。这些影响焦点没有对错之分，它们只是男性和女性尝试影响他人的不同方式而已。这些策略确实有效，但只适用于那些价值取向相同的人。男性和女性都需要灵活地认识到：诉诸司法对很多女性同样有效，而诉诸情感和关怀对很多男性也是适用的。因此需要一个灵活的影响策略。

**信息的可信度。**信息的可信度不仅与信息源的可信度有关，还与信息是否符合患者的认知体系有关。有些患者可能很难相信（和理解）我们认为理所当然的概念。例如，对患者来说，药效通常是一个很难理解的概念。患者可能正在服用止痛药。这种药片一天吃两次，而且药片形状相当大，尽管其服用方法正确，症状却没有得到缓解。然后医生又开了另一种药效更强、服用次数更少、药片形状也小得多的药，对于一些患者来说，如果外形较大的药片服用两次都没有效果的话，他们可能很难接受这种小药片会有帮助。因此，除非药师说服患者，否则他甚至不愿尝试这种新药。要想有说服力，药师首先必须承认并客观地反映出对患者信念的理解。然后，必须给出患者关于药效的有效真实信息，在此过程中可能需要使用类比来让患者理解药效的概念。黑胡椒和辣椒的类比可能对患者具有意义，众所周知，吞食少量的辣椒要比大量黑胡椒辣得多。

另一个可能难以理解的问题是，许多药物在不同给药剂量下可以有不同的治疗作用，故适应证也不同。例如，安定可用于焦虑、癫痫和使肌肉松弛。患者通常很难理解这是如何发生的。因此，当患者问："这种药有什么作用？"最好的回答是："你能告诉我你是因为什么原因去看医生的吗？"而不是说："它用于许多方面，如用于焦虑、癫痫和使肌肉松弛。"

**环境因素。** 药店的环境因素包括隐私、噪音、干扰以及其他分散注意力的事情，这些都将影响信息的传递和理解。有说服力的信息应该在一个尽可能没有噪音、干扰和分心的环境中进行传递，这一点很重要。每当这些事情发生时，信息理解和保留的可能性就会降低。药师应尽可能多地创造与患者交谈的私人区域。如果可行性较低，那么药师应该尝试让患者远离噪音、干扰和分心的来源。

**理解和记忆。** 显然，说服性信息要想有效，就必须被患者理解和记住。我们已经讨论了环境因素对理解和回忆的影响。此外，有人可能会怀疑，所以信息源的可信度是理解和回忆的重要变量。如果我不相信你是一个可靠的信息来源，或者我质疑这个信息的可信度，我肯定不会听这个信息。

影响理解的另一个关键因素是信息的语言水平，即信息所传达的语言是否被接收者理解？在医疗保健领域，信息提供者经常使用医学和药学上常见的术语，但这些术语对患者而言较为陌生。例如，一位 67 岁的妇女走进药店，问药师她的甲基多巴是如何降低血压的。药师说这是一种多巴脱羧酶抑制剂。（我希望这是我编造的，但这是一个真实的故事）那女人看上去很困惑，但她说："哦，好的。"然后离开了药店。我确信她觉得这个信息可信，但我不确定她是否明白了药师说的话。使用患者能理解的语言至关重要。说"较高的血压"要比"高血压病"更好理解。

另一个理解问题与接收者对信息的解释有关。有时，我们与患者的沟通对我们来说似乎很清楚，但对患者的解释却是开放的。例如，当我们告诉患者"一天两次，每次一片"时，我们的意思是我们希望他们大约每12小时服用一片。但是如果这个意思不明确，可能会出现问题。如何解释"饭后和睡前服用一片"的指示？这取决于你一天吃多少顿饭。糖尿病患者可能每天吃六到七顿小餐，就吃七到八片药。我一天吃两顿饭，所以我要吃三片。如果这两种回答都不正确，那么我们需要更加明确地说明。

最后，要知道一条信息是否被理解并能被回忆起来，唯一的方法是让患者重复他们对该信息的理解。可以简单地说，"为了确保你明白我的意思，你能告诉我你将如何服用你的药物吗？"

## 直截了当的说服性策略

我们已经讨论了影响说服性沟通的因素，并指出说服性沟通是一种有意识的努力，旨在影响他人的信念、态度和最终的行为。我们现在转向说服策略，以下段落讨论直接说服策略。

**提高认识。**在药师 - 患者关系中提高认识包括以直接、客观的方式给患者提供疾病和治疗的信息，或者帮助患者更加认识到他或她目前的健康或不健康的行为（或信仰或态度）。无论如何，我们的目标是对患者产生影响。提供信息看似很简单，但是我们交流信息的方式可能会使患者清晰易懂，也可能会使患者很困惑。我们使用的语言必须清晰易懂，从而帮助患者更加了解健康或不健康的行为并不那么简单，如下面的对话：

药师：约翰逊先生，即使您有哮喘，但您还继续吸烟，这让我很担心。

患者：我感觉很好。

药师：那最好不过了，我也希望如此。但是，随着时间的推移，吸烟会继续损害您的肺，您的呼吸会变得越来越困难。我不希望您去急诊室或住院。另外，吸烟会增加您患其他疾病的风险。

患者：我不知道哮喘原来这么严重。

药师：如果不加以控制，可能会很严重。如果您继续吸烟，就很难控制了。这让我非常担心。

患者：我需要认真地思考一下这个问题了。

药师：我知道一些戒烟的产品和戒烟计划，可能会有一定帮助。当您准备好后，可以联系我。

药师向患者提出吸烟的问题，并用提高认识的方法直接解决了这个问题。药师能够影响患者的信仰，因为他是客观的，并表现出对患者的关心。

**引起恐惧的信息。**有研究支持这样一种观点：如果一条信息引起恐惧，那么它是有说服力的。这个理念就是：避免问题存在是有益的。根据Stubblefield[6] 的说法，"引起恐惧的信息可以促进健康行为的改变，如果它们满足以下条件：①该信息提供了一个强有力的论据，即如果不接受建议，接收者将遭受负面后果；②该信息提供了强有力的保证，即采纳建议将消除负面后果"。两项研究评估了引起恐惧的健康信息对女性的影响。一个是癌症，另一个是乳腺癌和乳腺自我检查。引起恐惧的信息确实增加了对预防措施的参与 [6]。在听到一个引起恐惧的信息后，患者必须相信他或她的行为将降低威胁。让我们看看它是如何发挥作用的。

 药师：阿克曼女士，我很担心您只服用了30%的剂量来治疗高血压。鉴于您的血压是170/110，我很担心您会发作脑卒中或心脏病。

患者：你不觉得你反应过度了吗？我感觉很好。

药师：是这样的，人们无法根据自己的感受判断血压何时升高。大多数患者即使血压高也感觉良好。因此每天按医嘱服药非常重要，可以降低血压，降低脑卒中或心脏病发作的风险。

患者：你能保证这能防止我心脏病发作吗？

药师：我可以保证您患心脏病的风险会大大降低。对您来说，每天记得服药一次是个问题吗？

患者：不是。我只是不知道我有这么高的风险。

药师：这真的很重要。

患者：好的。

药师：如果您有任何问题，请告诉我。

这个药师用了一种引起恐惧的方法。因为药师表达了关心和担忧，所以能够发挥作用。患者终于明白她确实处于危险之中，而且她相信她可以采取必要的措施来降低风险。

**运用生动的信息。**特别是在恐惧唤起方面，研究支持使用生动而非抽象的信息[6]。生动信息包括情感诉求和患者可能相关的例子，如患者年龄（著名或其他）。具体的例子有助于使抽象信息对患者来说显得更加真实。在上述高血压患者的例子中，指出另一个患者最近因为血压控制不佳而发生脑卒中（不提及患者的名字）可以帮助这个患者更清楚地理解这个问题。

总的来说，关于负面呼吁（恐惧唤起）与正面呼吁的对比研究支持负面呼吁可以促进健康行为以避免风险，比如癌症或骨质疏松症的风险[7]，但需要更多研究来评价这些发现。另外，告诉患者正确服用药物和从事健康行为的好处也至关重要。

**语言诱导。**最后将讨论一类需谨慎的直接说服性策略——语言诱导。有文献报道过语言诱导，并且可能与药学实践有关。然而，在使用语言诱导时存在欺骗的因素。说话者表面上是给对方提供了一个选择，实际上是想让对方按照他的想法做出选择。使用语言诱导会使一个人在影响他人和控制他人时如履薄冰，必须把握好分寸。下面是语言诱导的例子：

药师：史密斯女士，我从这个新处方上得知您最近被诊断为高血压。

患者：是的，我刚从医生那儿来。

药师：医生开的药如果服用正确是很有效的。

患者：噢，相信我，我会正确服用的。我不想卒中。

药师：太好了。史蒂文斯医生可能告诉过您，了解您的血压是否控制良好的唯一方法就是用血压计定期测量血压。

患者：是的，他确实说过即使我感觉很好也要服药。

药师：很好。因为您每三个月才去见史蒂文斯医生一次，所以我想给您看一个家用袖带式血压计，或者提供一个每月 30 美元的监测服务，不限测定次数，我每两周传真给您的医生。您更喜欢哪一种？

患者：嗯，我想我还是选择监测服务吧。

药师：太好了。您想现在就开始安排您的第一次预约吗？还是下次再说？（药师手里拿着笔，准备记下时间）

患者：我想星期五上午吧。

药师：好的。星期五上午 10 点？

患者：好的。

　　这里需要讨论几个问题。首先，出售袖带式血压计或提供监测服务当然适合任何高血压患者。如果高血压患者定期监测他们的血压，卒中或心脏病的发生风险将大大降低。药师两次使用语言诱导，都出现了让患者选择的错觉。在第一次中，药师希望销售一种产品或一种服务，其中任何一种都将使患者和药师受益。排除的选择是两者都不买。在第二次诱导中，选择的错觉是建立了第一次预约，监测高血压是很难反对的，这对患者来说是件好事。然而，人们担忧的是语言诱导产生的迷惑或欺骗，似乎不太诚实。在此情况下，药师拥有的专业知识、权威和权力迫使人们做出选择。语言诱导可造福患者和药师，但只让药师受益而牺牲患者利益的做法是不恰当的，药师在道德上也会遭到质疑。

## 当直接说服尝试失败时

即使遵循了上述所有指导原则，也会有说服性策略不起作用或效果不佳的时候。当人们强烈抵制改变时，直接的说服性策略通常无效。这些直接的策略通常采取给予建议的形式，或者"是的，但是…"进行交流。举例如下：

药师：约翰逊先生，您有哮喘，真的需要戒烟了。

约翰逊先生：（是的，但是）我真的还没有准备好戒烟。我太喜欢抽烟了，它使我放松。

药师：（是的，但是）您不认为您的健康很重要吗？

约翰逊先生：（是的，但是）你为什么不让我来操心呢？

药师：（是的，但是）我想您不知道这有多严重。

约翰逊先生：（是的，但是）我想你不知道我有多严重！

这样的对话可能会没完没了——通常就是这样。"是的，但是"实际上是强迫患者为你试图改变的行为进行辩护。记住，说服是有意识地试图影响，而不是试图强迫或承认。想要影响他人，要让他们感觉自己没有被强迫或操纵，而是可以进行选择，这一点尤为重要。否则，人们尤其是抵抗型的人会进一步深究。Miller、Rollnick[8]、Prochaska 和其同事[9] 的工作让我们对患者的抵触情绪有了更多理解。矛盾心理往往是造成这种抵触的原因[8]。当人们感到矛盾时，他们通常什么也不做。因此，一种方法是提供客观的、非评判性的信息。如果患者知情，但由于他或她对做出必要改变的能力感到矛盾而没有准备好改变，那么就需要不同的策略。

一种影响策略包括尝试以患者的视角看待世界，然后明确界定需要做出的选择。这里有一个例子：

药师：因为您有哮喘，我很担心您继续抽烟。

患者：我只是还没准备好戒烟，它真的让我放松。

药师：放弃一些让人放松的东西是很难的。

患者：是啊，说真的，你试过戒烟吗？

药师：没有，但我知道这对大多数人来说很难，我想让您知道，我很担心吸烟使您的哮喘变得更糟。我有一些戒烟产品，当您准备戒烟的时候可以帮助您。选择权在您。

患者：我很感激。我只是还没准备好。

药师：我理解。如果您最近没有做过胸部 X 光检查，您可以考虑做一次，以确保一切正常，至少它能给您更多的信息，让您做出明智决定。让我继续来告诉您这个哮喘吸入器是如何使用的。

这个药师提供了很多信息，但并没有强迫患者戒烟。我们不能让人们改变他们的行为。药师为未来的交谈打开了一扇门，并通过非评判性的方式指导患者，以了解适合该患者的情况。

对抵触心理患者有效的策略通常是自我说服和使用认知失调。认知失调理论认为，当人们做或说一些与他们的信仰或自我认知完全相反的事情时，他们会产生不和谐或痛苦的感觉。为了减少这种不和谐，人们会"试图把这些不同的认知带入更大的和谐"[10]。不和谐被证实具有很强的自我激励性。因此，如果我们能在与他人的交流中制造不和谐，则可以刺激他人说服自己去做一些事情来减少这种不和谐。这里有两个例子可以说明它是如何起作用的：

### 示例 1

患者：我只是还没准备好戒烟，我觉得吸烟很放松。

药师：您会怎么告诉你十几岁的女儿莎拉关于吸烟的事？

患者：我会告诉她不要这么做。

药师：因为？

患者：因为有明显的健康、费用等原因。

药师：您吸烟行为和您给女儿的建议似乎有点不一致。

患者：我想是的。

**示例 2**

患者：我只是还没准备好戒烟，我觉得吸烟很放松。

药师：放弃一些让人放松的东西很难。还有什么让您喜欢吸烟？

患者：它使我的手有事可做，我特别喜欢饭后点一根烟，这非常放松，也帮助我减肥。

药师：这些事当然很重要。您认为抽烟有什么坏处吗？

患者：噢，当然，吸烟有害健康，妻子说我呼吸和衣服有气味，而且香烟的价格也越来越贵。

药师：所以，一方面，吸烟让您放松，让您的手有事情做，让您不会长胖，但另一方面，您认识到吸烟对您的健康非常有害，您妻子说您的呼吸和衣服有气味，而且香烟很贵。

患者：是的。

药师：我想让您知道我很担心您抽烟，但我不会打扰您。当您想戒烟的时候，我有一些方法可以帮助您。

在示例 1 中，药师通过在患者的信仰或价值观与他实际做的事情之间制造差异来制造不和谐。在示例 2 中，这种不和谐是通过重复患者所说的关于吸烟的好处和坏处而产生的。不和谐成为了改变的动力。在这两个例子中，药师都没有妄加评论，也没有操之过急——因为这只会产生更多的阻力（见第九章）。

## 总结

本章阐述了说服性沟通的一般原则。此外，还探讨了直接和间接的说服性沟通的例子，强调使用对患者有益和提高患者服务质量的影响策略，并鼓励读者尝试这些策略，因为患者对不同形式的影响有不同的反应。

## 问题与思考

1. 什么是语言诱导？如何在药学实践中有效使用？它们可能的缺点是什么？

2. 如果信息来源是信息的说服力或可信度的一个重要因素，药师如何才能被视为更可信的信息来源？药师怎样做才能使信息对患者而言更可信？

3. 讨论药师可以通过认识提升来提高对治疗计划的依从性的各种办法。

4. 讨论能让你在交流中更有说服力的方法。哪些需要改变？哪些需要坚持？

5. 为什么以及在什么情况下，说服性沟通会引起更多的阻力，而不是更少的阻力？

## 参考文献

[1] ENGEL J F, KOLLAT D T, BLACKWELL R D. Consumer Behavior.2nd ed. Hinsdale, Ill: Dryden Press, 1973.

[2] MCCROSKEY J C, RICHMOND V P, STEWART R A.One on one: the foundations of interpersonal communication. Englewood cliffs, NJ: Prentice-Hall, 1986.

[3] BAKER M A. Gender and verbal communication in professional settings: a review of research. Management Communication Quarterly, 1991, 5(1):36-63.

[4] GILLIGAN C, ATTANUCCI J.Two moral orientations: gender differences and similarities. Merrill-palmer Quarterly, 1988, 34:223-237.

[5] KLINE S L.Gender differences in persuasive messages practices.Women's Studiesin Communication, 1994:68-88.

[6] ROOKKS. Encouraging preventive behavior for distant and proximal health threats: effects of vivid versus abstract information. J Gerontol, 1986, 41(4):526-534.

[7] STUBBLEFIELD C.Persuasive communication: marketing health promotion. Nursing Outlook, 1997, 45(4):173-177.

[8] MILLER W R, ROLLNICK S.Motivational Interviewing: Preparing people to change addictive behavior. New York: Guilford Press, 1991.

[9] PROCHASKA J O, DICLEMENTE C C.The transtheoretical approach: Crossing traditional boundaries of therapy. Homewood, Ill: Dow Jones-Irwin,1984.

[10] ARONSON E. The power of self-persuasion. American Psychologist, 1999, 54(11):875-884.

# 第十四章

# 直接性：词汇选择和非语言暗示如何影响关系

Bruce A. Berger　Amanda K. Diggs

在这一章中，我们将考察我们选择的词汇如何影响药师与患者之间关系的性质和质量。然后，我们将考察非语言暗示如何提高或降低药师与患者之间治疗关系的质量。

通过仔细倾听人们说话的方式，我们可以很快意识到，说话者的用词提供了关于其对某个话题、事件或人的真实感受或态度的丰富信息。即使说话者试图巧妙地掩饰自己的感受和情绪，但其用词选择也会暴露出他们真实的意图或动机。本章将描述药师可以使用的一些原则，通过这些原则可以推断患者对某一话题、事件或人的真实感受或态度。此外，药师可以利用本章提供的这些原则给患者传递更有效的信息。

## 语言的直接性

1968 年，Wiener 和 Mehrabian[1] 将语言的直接性描述为一种交流模式，分析词汇使用的变化，以此作为推断说话者不同情感或态度的基础。例如，药师可以说，"你和我应该讨论你的选择"或"我们应该讨论你的选择"。

通过仔细检查信息，似乎说的是同一件事，但用了不同的词汇，我们可以推断出说话者的不同感受或态度。词汇选择的变化表明了与说话者交流对象的不同程度的分离。"你和我"在意思上可能与"我们"相同，但"我们"比"你和我"更能代表直接的交流。"你和我"就是非直接的一个例子，因为它使用两个代词（"你"和"我"）来指定两个独立的实体，而语言只提供了使用一个代词的选项（"我们"）。

| 非直接的 | 直接的 |
|---|---|
| 你和我 | 我们 |

言语的直接性是指由于说话者所使用的特定词汇，在说话者与说话者交流对象之间所产生的分离程度。可以推断出说话者对他们正在交流的事物、他们的交流或听众的感受。

## 为什么我们要使用非直接性语言？

Wiener 和 Mehrabian 用"非直接性"这个术语来表示交流者、倾听者、交流对象或交流本身之间的"分离、非同一性、直接性衰减或交互强度变化的任何迹象"。非直接性是指说话者试图将自己从交流对象、倾听者或交流本身中分离出来。这种分离可以被理解为是对交流对象、倾听者或沟通产生的消极情绪状态所激发的回避行为。换言之，非直接性表示个体试图避免与不愉快的事物、人或话题进行识别。非直接性是一种使自己远离你想避免的对象、事件、人物或话题的技巧。

通常，感受和情绪是不容易用语言表达的。事实上，在大多数文化中，沟通通常受限于情感、评价或偏好[2]，尤其是在表达负面情绪、评价或偏好时。

## 非直接性和医疗服务人员

Von Friederichs-Fitzwater[3] 研究了在医疗服务人员和绝症患者之间的对话中使用口头直接性语言的情况。Von Friederichs-Fitzwater 对文献的回顾表明，医疗服务人员在与绝症患者交流时感到不舒服[3]。此外，医疗服务人员对讨论死亡和濒死的话题感到不舒服。这项分析显示，医疗服务人员对他们照顾的临终患者会更多地使用非直接性语言。这表明，对医疗服务人员来说，与临终患者的沟通是一项重要而艰巨的任务。研究表明，临终患者在与医疗服务人员交流时确实使用了一些非直接性语言。与医疗服务人员一样，患者使用非直接性语言来处理不舒服的感觉。研究者认为，患者使用非直接性的语言可能与他们害怕被抛弃、痛苦、丧失独立性或对未知事物的恐惧有关。这进一步表明，患者与医疗服务人员可能会选择使用更多的非直接语言，以努力掩饰脆弱感、内疚感或怨恨感。

在这项研究中，医生、护士和临终关怀人员的语言直接性评分差异不显著，表明临终关怀人员和护士在与临终患者沟通时，与医生一样感到不舒服。也许研究中所有的医疗服务人员都使用了非直接性或疏远的行为，作为应对诸如死亡和濒死这种情感负担的方式。

## 对药师的启示

有时候，医疗服务人员与患者的交流被一种距离和冷漠的氛围所包围。与其他医疗服务人员一样，药师在与特定患者交流时，或在讨论困难或不愉快的话题时，可能会使用非直接性语言。使用非直接性语言可能会妨碍与患者建立健康、信任的治疗关系。此外，在试图与患者建立融洽关系时，使用非直接性语言可能是有害的。

药师应该考虑采用一种更直接的沟通方式。他们应该用更直接的语言来帮助与患者建立治疗关系。药师作为医疗服务人员，可以为患者创造一种使患者感到足够舒适的环境，可以开诚布公地就健康相关问题进行交流。目前，这一块还没有被其他医疗服务者填补。

## 采取更直接的语言的步骤

**步骤 1a：找出让你感到不舒服的话题和问题。**列出你觉得难以讨论或让你不舒服的话题、问题、对象和事件。例如，死亡和濒死、癌症、艾滋病、性功能障碍。你应该在你的清单上写得更具体些。

**步骤 1b：确定你觉得不舒服的群体和人。**列出那些让你感到不舒服的群体和个人，以及那些你觉得难以与之沟通的人。例如，少数群体、智障人士、身体残疾人士、患有特殊疾病的人。

**步骤 2：识别非直接性语言。**Wiener 和 Mehrabian 设计了六个类别来识别非直接性语言。本章概述了识别非直接性语言的三个非常基本的类别（代词的使用，我们与他们的对比，以及时间）。记住，非直接性语言可以将说话者与倾听者或谈论的对象或主题分开。非直接性是一种排斥而非包容的手段。因此，非直接性语言阻碍了和谐关系的建立，因为它既排除了药师，也排除了患者。排他性的交流揭示了负面的感受和情绪，暗示了非人性化的治疗。

**代词的使用**。非直接性范畴的类别之一"代词的使用"，考察的是替代了单词以及用来描述单词的形容词的这些代词。使用的代词越模棱两可或不明确，语言就越不直接。

注意你用来表示人、地点、物体、事件等的代词的单词。例如，当你提到亨德森夫人时，你可以选择代词"我的患者""一个患者"，或者"这个人"，这些代词的直接程度在递减。最后一个代词"这个人"代表药师和患者之间最大程度的分离。它表达了对亨德森夫人最负面的情绪和情感。

沟通中表示人、物和事件的通常是代词。代词越不明确，交流就越不直接。例如，如果药师问患者为什么吸烟，患者可能会给出以下回答：

我吸烟是因为我很享受吸烟的过程。（最直接）

我们吸烟是因为我们很享受吸烟的过程。

一个人吸烟是因为他很享受吸烟的过程。

你（你的意思是"我"）吸烟是因为你很享受吸烟的过程。（最不直接）

患者日益增加的非直接性语言，是一种使自己与交流话题分离的方法。代词变得越来越不具体。

在另一个例子中，药师可能会对他或她参加的药事会议作如下回应：

我讨论了新法规。（最直接）

我们讨论了新法规。

药师们讨论了新法规。

对新法规进行了讨论。（最不直接）

或者，药师可能会对患者说：

记住，我们说过你应该来检查。（最直接）

记住，你说过你会来检查。

记住，据说你应该来检查。（最不直接）

当你用"每个人"等词来代替"我"时，你就表明了你与交流对象之间的非直接性和非同一性。在这种情况下，说话者会将自己排除在交流对象或交流话题之外。例如，一个药师说："琼斯夫人，我注意到你晚了5天来取降压药。"患者回答说：

我有时忘记吃药。（最直接）

每个人都会有时忘记吃药。（最不直接）

为了评估你在与患者交流时使用代词的直接性，请回答以下问题：当我与患者交流时，我是包括我自己还是排除我自己？例如，

我更倾向于称患者为"我的患者"还是"患者"？

在谈论患者的问题时，我更倾向于将患者的问题称为"我的问题""我们的问题""你的问题"还是"他们的问题"？

术语"我的"和"我们的"被认为比"你的"和"他们的"更直接。使用术语"我的"和"我们的"，是将药师包括在内，而不是排除在外。通过使用"我的"或"我们的"来讨论患者的问题，药师承担起责任，并参与患者的治疗过程。这对建立融洽关系非常有效。这些术语的使用向患者表明他或她不必单独处理这个问题。因此，患者可以推断他或她有了可以帮助他们的伙伴。

另一方面，使用术语"你的"和"他们的"将药师排除在问题之外。使用"你的问题"或"他们的问题"将药师与问题分开。患者可以推断他

们必须单独处理问题。

当讨论患者的选择时，你更倾向于说"你和我应该讨论你的选择"还是"我们应该讨论你的选择"？"你和我"比"我们"代表了更多的非直接性语言。"我们"代表了比"你和我"更具包容性的沟通。使用"你和我"表示药师试图把自己和患者分开。

| 非直接的 | 直接的 |
|---|---|
| 你，你的 | 我，我的 |
| 他们，他们的 | 我们，我们的 |
| 你和我 | 我们 |
| 他或她和我 | 我们 |

**我们与他们的对比。**非直接性语言的另一个分类"我们与他们"描述了沟通者与沟通对象在空间和时间方面的关系（此时此地与很远很久以前）。表示时间和空间的词语清楚地表明了沟通者与沟通对象之间的分离程度。

为了评估你对这些非直接性语言的使用，请扪心自问，在我的沟通努力中，我是试图包括我的患者还是将他们排除在外？识别这一类别的非直接性语言的第一步是：当你使用"那个"而不是"这个"，或"那些"而不是"这些"时，应引起注意。

例如，药师会说："我不理解那些人"或"当那些人在同一个房间时"。"那些"被认为是非直接性的，因为它意味着沟通者和沟通对象之间的分离。使用"那些"而不是"这些"可以被解释为沟通者对"那些"人的负面的情绪、评价或缺乏个人感情。

| 非直接性的 | 直接性的 |
|---|---|
| 那 | 我的 |
| 那个 | 你的 |
| 那些 | 这个 |
| 他们 | 这些 |

**时间。**非直接性语言的"时间"类别，从时间的角度描述了沟通者和沟通对象之间的关系。交流者通过使用代表"过去或将来"而不是"现在"的语言，将自己与交流对象分离。当你在使用状语从句时引入"何时""在……期间""当……时候"，需引起注意。比如，药师可能会说：

当人们谈论你的癌症时，你觉得被冒犯了吗？（最不直接）

如果我们谈论你的癌症，你会觉得被冒犯了吗？（更直接）

当你收到有关避孕的信息时，你会感到尴尬吗？（最不直接）

和我讨论你的避孕处方会让你感到尴尬吗？（更直接）

在你回访时，你和我可以开始讨论你对疾病的担忧吗？（最不直接）

我们可以开始讨论你对这种疾病的担忧吗？（更直接）

**步骤 3：确定什么时间以及对谁，你会使用非直接性语言。**和步骤 1 一样，列出清单：在匆忙、有压力、焦虑或紧张、生气、害怕、不确定时，我会使用非直接性语言。对佩奇夫人（她很刻薄，令人不愉快），多伊先生（他有严重的面部烧伤，他的外表让我害怕），还有 X 先生（他有异装癖，我不知道应该称他为"他"还是"她"），未婚妈妈（她们接连不断地生孩子），"贵族们"（认为我应该给他们优待，并且停止任何我正在做的事情以立即满足他们的需要），我会使用非直接性语言。

## 总结

为了进行总结，以下是两段药师和患者之间的对话，一个是非直接性的，另一个是较为直接性的。重点是药师用词的直接性。

## 非直接性语言

药师：今天我们能为您做些什么，爱德华夫人？

患者：真不敢相信医生让我注射胰岛素来治疗糖尿病。

药师：嗯，你知道，很多糖尿病患者都注射胰岛素。

患者：但是我讨厌打针。

药师：大多数糖尿病患者说，一旦习惯了，他们就不会再多想了。

患者：唉，（叹气）我不像他们。

药师：别担心。每个注射的人最后都会做得很好。你会做得很好的。

这段对话是非直接性的一个典型例子。这段对话的整体口吻就是非同一性和冷漠。首先，药师使自己远离患者的问题。他没有解决爱德华夫人的担忧。在互动过程中，药师一次也没有表现出对患者情绪状态的认同。其次，药师没有从人性化的角度来对待患者。注意药师如何谈论其他患者，而不是从爱德华夫人的个人角度出发。

## 直接性语言

药师：嗨，爱德华夫人，今天我能为您做些什么？

患者：真不敢相信医生让我注射胰岛素来治疗糖尿病。

药师：我明白了（看处方）。您显然很担心这件事。你害怕打针吗？

患者：是的。

药师：爱德华夫人，医生告诉您怎样打针了吗？

患者：没有。

药师：嗯，我想给您演示如何安全、适当地注射。很快，您就会像专业人士一样做这件事，我想这可能有助于消除不少恐惧。

患者：唉，（叹气）我不知道。

药师：爱德华夫人，我会尽我所能帮助你的。如果我们一起努力，我知道你能做到。

这段对话是直接性语言的一个例子。首先，药师没有疏远患者的问题，他解决了爱德华夫人的担忧。注意这个药师是如何使用"我"的陈述来帮助患者的。其次，药师从人性化的角度来与患者交流。药师没有提到其他患者，而是谈到了爱德华夫人如何看待这个问题。注意这个药师的语言是很人性化的。

## 语言直接性的总结

与患者建立融洽关系可以使用更直接的语言。通过使用更直接的语言，药师开始认同他们的患者和患者的问题。此外，使用更直接的语言有助于建立与患者的关系，基于团队合作的方法来管理他们的疾病。

## 非语言的直接性

我们已经看到，我们选择的词汇既可以用来产生情感上的距离，也可以用来产生直接的联系。现在我们来讨论非语言的交流。最近的文献表明，医生和其他医疗服务人员的非语言的直接行为与患者对服务的满意度以及临床预后密切相关[4]。

## 什么是非语言交流？

非语言交流包括在交流中，空间或身体距离的使用方式（体距语），时间的使用（时间语），眼神接触或凝视的次数（视觉语），触摸的使用（触觉语），肢体动作（身体语言），交流中物体的使用和选择，如服装或代词（物体语），以及人们声音的使用和质感，如语气和音调的变化（声态语）。据估计，我们在交流过程中获取的信息约55%是直接来自非语言信息，约38%来自声音提示，7%来自语言信息[5]。这对与患者的交流有非常重要的意义。我们经常关注所说的话，但93%的信息来自非语言的暗示。语言和非语言暗示之间的一致性是非常重要的。让我们来看看每个非语言暗示，看看它们是如何影响我们与患者的交流。假设我们希望我们的交流更直接，而不是更间接。也就是说，我们希望我们的沟通能让别人觉得我们是热情、体贴、平易近人的。

## 体距语

体距语关注的是人们交流时人与人之间的身体距离。不同类型的交流需要不同的空间距离。例如，一个人在进行公开演讲时，应该站在离听众（信息接收者）较远的地方，而不是医疗服务人员和患者谈话时的距离。对于双方交流而言，存在特定的距离让彼此都感到较为舒适。虽然存在文化差异，但大多数人对在特定的交流内容中保持一定的距离感到舒适。如果一个患者去看医生，医生走进检查室，跟他打了个招呼，然后坐到患者对面最远的地方，大多数患者可能会觉得这个距离不舒服，它传达出医生的冷漠或不快。另一方面，如果医生走进检查室，说了声你好，然后坐在很近的椅子上，医生的膝盖碰到了患者的膝盖，这也会不舒服，是因为这太过亲密或直接。患者的非语言暗示（如身体后仰、双臂合拢）可能表明了这一点。

当药师与患者讨论健康问题时，重要的是两者之间的身体距离反映出适当的直接程度。这种距离应该能创造一些隐私（分开得很远意味着你的谈话将被其他人听到），同时又不会造成不适。若我们站得太近，患者会给我们非语言的暗示。在北美，人们在进行亲密的或私人的谈话时，保持的距离一般为 6 ~ 18 英寸[6]。然而，在某些文化中，站得更近或更远可能是一种侮辱。身体距离可以在谈话中传达关心或亲密的程度。

此外，我们在与患者交谈时，无论坐着还是站着，都会传达有关接受和关怀的信息。坐着表示你不是很匆忙，也可以让你处于一个对患者来说不那么令人害怕的位置。这也是药店将处方柜台降低到最低水平的另一个原因。它可以促进更好的交流。

下面的例子展示了药师如何使用体距语：一个明显很痛苦的患者试图和柜台后面的药师交谈。柜台是沟通的障碍，所以药师从柜台后面走出来，把患者带到一个更私密的地方，这传达了对患者的关心、尊重和理解。

## 时间语

在美国，我们非常注重时间，不习惯等待超过 5 分钟[6]。除了少数例外（在好的餐厅、在医生的办公室），美国人讨厌长时间等待。即使是 15 分钟的等待，也会引起不耐烦。为了减少这种对等待的消极情绪，让等待变得有价值非常重要。这可以通过提供值得等待的服务（如咨询、疾病管理）来实现，也可以通过表现出同情心和同理心来实现。例如，考虑以下场景：

患者：15 分钟？就往瓶子里扔几粒药？你在开玩笑吧？我刚在医生的办公室等了将近一个半小时。

药师：您确实等了很久。我会尽快给您拿药的。在您之前我还有两个患者，我希望每个人的药都准确无误。很感谢您耐心等待。

患者：我只是厌倦了这种等待。你们这些人一定认为我们无事可做。

药师：我知道您今天等了很长时间。我要马上开始工作了，这样你就不会等得太久。

注意，在这种情况下，药师不把患者的沮丧当成是个人的。还要注意，药师承认患者的抱怨，但不为此承担不必要的责任或试图解决问题。药师是有关心和同情心的，但不愿意与患者进行争辩。

## 视觉语（眼神交流）

眼神交流在沟通理解和关怀方面非常重要。直接的眼神交流可以表达兴趣和关注。它可以帮助我们去衡量他人的真诚、智慧、态度和感受。我们的文化注重直接的眼神交流（只要不是盯着看）。事实上，我们认为那些不直视你的人都是不怀好意的。大量研究表明，拒绝建立眼神交流的人均被视为是不自在、不真诚或不诚实的。因此，在与患者交流时，需注意自己与患者的眼神交流。

你和患者交谈时有做其他事情的习惯吗？你觉得自己看电脑屏幕或药瓶的次数比看患者的次数多吗？与患者交谈时不进行眼神交流可能会分散注意力，并传达出不感兴趣的意思。在与患者交谈时，要注意与他们建立良好的眼神交流。同时，要记住患者对你眼神交流的反应。例如，通过与患者保持眼神交流，你更有可能觉察到一些非语言暗示，从而知道患者是否理解你所说的话。许多患者会说他们理解，而实际上他们并不理解，但患者的面部表情，如扬起眉毛，往往显示出困惑、误解或不确定。这些重要的线索可能会被药师错过，因为他们没有花时间去保持眼神接触。虽然，一般情况下直接的眼神交流在消极或威胁的情况下可能产生负面结果，但缺乏眼神交流通常会传递出冷漠或不经心。眼神交流的频率应该取决于患者的反应。如果患者对你的直接眼神接触感到不自在，偶尔移开视线可能更好。

## 触觉语

在向患者表达关爱时，触摸是非常重要的。触摸通常可以减少紧张，促进融洽，并提高医疗专业人员的治疗能力[7]。触摸的使用在很大程度上取决于情绪状态、患者和药师之间的关系，以及药师和患者对触摸是否感到舒适。英裔美国人比意大利裔美国人和非洲裔美国人使用肢体接触较少[6]。因此，不同的人对触摸的理解可能会有很大不同。尽管不同群体倾向于较多使用触摸，但很少有文化标准来衡量触摸。因此，触摸需要谨慎使用。

有研究报道，如果医护人员在谈话或会面中过于频繁地使用身体接触，可能会被认为是肤浅的或有失身份的。当触摸被用作代替口头表达真正的关心和同情时，或当没有恰当的表达词语触摸被用作弱化一个问题的重要性时，才可能变成真实。例如，如果一个患者正在谈论他的关节炎所带来的疼痛程度，医生拍拍他的背，这种类型的触摸可以被解释为安抚平息，而不是关心。而边拍背边说"让我们看看是否能给你一些药来帮助你减轻疼痛"就会有很大的不同。另外，当触摸一个新患者时，可能会被误解或需谨慎看待。

此外，如果患者或医护人员对触摸感到不舒服，就不应该使用触摸。医护人员应该对患者语言的和非语言的暗示特别敏感。推开的姿势或者吃惊的表情都表明了患者感到不舒服。如果你不喜欢被触摸或触摸别人，最好不要强行触摸，真诚的话语也可以有效。在我们的文化中，触摸被视为一种相当亲密的动作，因此应该谨慎使用。

## 身体语言学（体态语）

身体语言学关注的是交流中的身体动作，这包括头部、手臂、腿、眼睛等的动作。身体动作可以对信息的交流和解释产生深远影响。如果我看着你说"做得好"，但是我在摇头，那么你可能相信的信息是"不"。这条信息会被理解为讽刺。至关重要的是，非语言的肢体动作和语调（声态语——后面会详细介绍）都与语言信息相匹配，必须具有一致性。Haase和Tepper发现[8]，尤其是在咨询情境中，产生高度共鸣的信息会被不一致或不协调的非语言信息所削弱，包括身体动作（看向别处、注意力分散），声调（感情平淡、冷漠），或身体姿势（站着、背对着人）。

应该注意的是，身体语言学与文化准则有着密切的关系。在我们的文化中，用手指着他人来表示他或她的处方已经准备好了。但在一些非洲国家，同样的手势只有在叫狗的时候才会这么做。在我们的文化中，伸出一只手然后向患者介绍我们自己是完全正常的，但如果伸出了错误的手，在某些中东国家的文化中可能会被认为是一种侮辱（"错误的"手只在排便后用来擦拭自己）。因此，尽管在许多文化中的一些手势是相同的，但不同的文化对相同的手势会赋予完全不同的含义。

意识到自己的手势和身体动作是非常重要的。它可以帮助你传达与你的语言表述一致的意思。

## 物体语

这指的是在交流中对物体的使用和选择。如我们穿的衣服可以传递很多信息。这些衣服流行吗？是熨烫过的还是皱的？颜色搭配吗？药师如何将自己与药店的其他工作人员区分开来？药师是否穿着一件不同颜色的工作服，并有药师专有的胸牌或标志？对患者来说，了解他们谈话的对象很重要，如果他们把本来只准备告诉专业人士的信息告诉了其他辅助人员（非专业人士），他们就会浪费时间和精力，也会感到尴尬。衣服当然可以通过特定的标识告诉患者谁是专业人士。

　　除了衣服，其他的物品也传达不同的信息。药店里有供患者坐下等候的地方吗？如果有，这就向客户传达了敏感性。这些椅子舒适吗？等候区干净吗？在等候区有阅读材料吗？它们是与健康相关的吗，还是有多种与健康相关和非健康相关的材料？有流行杂志吗？杂志过时了吗？所有这些东西都向患者传递了不同的信息。你药店中的物品是否传递了你想要传递的信息？许多药店都会出售与健康不相关的商品。这些商品可能包括香烟、化妆品、贺卡、家庭用品（如纸巾、卫生纸、玻璃清洁剂）和糖果等。出售这些商品会让患者混淆我们作为医疗服务提供者的主要目的吗？出售这些商品是否符合你想要传递的健康形象？坦率地说，医疗服务人员为什么要出售香烟和烟草等显然对健康有害的商品呢？利润并非正当理由。这就是物体语重要性的典型例子，它表达的是一种药师在患者心目中的形象。在向药学服务发展的过程中，药店可能需要重新考虑他们出售的商品，以及这些商品对所传递的形象的影响。

## 声态语

　　这涉及在交流中人们对声音如何使用，包括音调和音高。想想这句话："我真的很喜欢你按时来取药。"同样的句子，根据音调、音高和音重（重读），可以表达出不同的意思。温和地说，这句话可能不会有太大的影响。热情地说并在某几个词上加强语气，意思就会发生改变："我真的喜欢你按时来拿药！"这是鼓励性的。然而，如果对一个晚了7天才来拿药的患者讽刺地说这句话，意思又会改变："我真的很喜欢你准时来。"说话的时候带着不赞成的表情，这对患者来说是一种轻视。

　　人们说话时的声音传递了很多信息，尤其是在通过电话进行交流的时候。研究表明，人们可以通过声音来推断一个人的性格。通常，这种解释并不准确，因为我们对不同类型的声音均有先入为主的观念。例如，我们可能认为声音低沉的人是聪明的或年长的。因此，我们需要确保我们想要表达的意思清晰，特别是通过电话交谈时。

## 非语言集合

**场景：** 梦露夫人显然很苦恼，她刚得知自己得了皮肤癌。

**体距语：** 药师从柜台后面走出来，示意梦露夫人到一个更私密的地方。梦露夫人表示，当她谈到这种药物可能产生的副作用时，医生感到很困惑。

**视觉语：** 药师向梦露夫人解释了可能产生的副作用，并告知了她出现副作用时应如何处理。药师注意到梦露夫人看起来很困惑。于是，他停下来问她是否明白。她说她明白。尽管她回答说她理解，但他还是提供了更详尽的解释。解释之后，梦露夫人的面部表情表明她理解了。

**体态语：** 药师确保他的身体动作和面部表情与他说的话保持一致。也就是说，当他说他很担心时，他看起来也很担心。

**声态语：** 在交谈中，药师改变语调、语速和音量。例如，药师注意到梦露夫人倾向于低声说出"癌症"这个词。因此，每当他使用这个词时他也降低了声音。药师在整个谈话过程中都用一种柔和、平静和平和的语调来安慰患者。

**触觉语：** 在谈话中的某一时刻，药师把手放在梦露夫人的手上，看着她的眼睛，用真诚的语气说"我想帮你渡过这个难关。"

## 非语言直接性的总结

非语言交流是传达信息含义的一个重要因素。语言和非语言信息必须是一致的，因为非语言信息是人们普遍相信的。准确地感知患者的感受并通过语言来传达这种理解并不够。身体的距离、姿势、环境中的物体、语音语调和手势都可以改变信息的含义。最有效的咨询师传递的非语言信息是和他们的语言信息是保持高度一致的。

## 问题与思考

1. 语言和非语言信息之间的一致性是至关重要的，你如何才能做到信息一致性？
2. 你可以通过什么方式为患者创造更多的直接信息？你如何改进你目前正在做的事情？
3. 什么时候触摸患者比较合适？什么时候不合适？如果你对触摸患者感到不舒服，你也应该触摸吗？
4. 文化在非语言交流中起什么作用？
5. 如果患者不想和你直接交流，你该怎么办？

## 参考文献

[1] WIENER M, MEHRABIAN A. Language within language: immediacy, a channel in verbal communication. New York: Appleton-century-crofts, 1968.

[2] CUPACH WR, METTS S. Facework. Thousand Oaks, Calif:Sage Publications, 1994.

[3] VON FRIEDERICHS-FITZWATER M M. The analysis of verbal immediacy in the communication of care providers and terminally ill patients. Ann Arbor, Mich: UMI dissertation information service,1989.

[4] CONLEE C, OLVERA J.The relationship among physician nonverbal immediacy and measures of patient satisfaction with physician care. Commun rep, 1993, 6(1):25-34.

[5] MEHRABIAN A. Silent messages. Belmont, Calif: Wadsworth publishing, 1971.

[6] MCCROSKEY J C. An introduction to rhetorical communication. Englewood Cliffs, NJ: Prentice-Hall, 1982.

[7] DIMATTEO M R, DINICOLA D D. Achieving patient compliance: the psychology of the medical practitioner's role. New York: Pergamon press, 1982.

[8] HAASE R F, TEPPER D T. Nonverbal components of empathic communication. J Counsel Psuchol, 1972, 19(5):417-424.

# 第十五章

# 文化素养

Amanda K. Diggs　　Bruce A. Berger

　　美国的文化多样性正在增加。2000 年，非洲裔美国人、美国印第安人、阿拉斯加原住民、亚裔美国人、太平洋岛居民和西班牙裔美国人占总人口的 30%，到 2005 年预计将占 40%[1-2]。许多雇主，包括教育机构、企业、政府和医疗机构，都对文化素养给予了新的重视。在医疗保健领域中，文化素养意味着有能力为具有不同价值观、信仰和行为的患者提供服务，并根据患者的社会、文化和语言需求调整所提供的服务 [3]。文化素养培训研讨会、课程、书籍和项目都是为了使劳动力准备好满足多样化人口的需求和挑战而开发的。

　　矛盾的是，很多文化素养的教学资源都集中在特定种族人群的健康信仰和行为上。尽管这是文化素养的一个重要组成部分，但信息误用可能导致思维固化。此外，医疗保健专业人员可能会发现很难评估文化素养方面资源的价值和质量。通常，我们必须使用文化素养公式，但这些公式是陈规定型的或文化不灵敏的，因此产生的结果也是无效的。例如，简介可以用来帮助医疗从业者了解不同的文化。其中一篇简介指出，来自南部的非洲裔美国孕妇对红黏土有一种强烈的渴望（一种被称为异食癖的病症）。这可能适用于这一群体中的某些女性，但认为所有怀孕的南部非洲裔美国妇女都渴望黏土是错误的。

　　本章将讨论医疗服务人员如何能够摒弃固化的思维，提高文化素养，从而为所有患者提供高质量的服务并且改善临床治疗的结果。第一步是了解存在的差异和不平等，以及它们如何对少数群体的健康结果产生负面影响。然后，有必要了解我们自己的文化背景如何影响我们对他人行为的理解、赋予意义以及创造价值评价的方式，以及这些反过来又如何影响我们提供的关爱服务。

## 医疗保健不公平现象

医学研究所报道，医疗保健方面的种族和种族差异在疾病和医疗保健服务中一致[4]。Williams 认为，健康差异可能反映了社会经济的差异、健康相关危险因素的差异、环境恶化以及歧视的直接和间接后果[5]。少数族裔和少数民族往往接受不合格的医疗保健服务，除了极少数个别情况，无论保险状况、收入、年龄、并发症、病程和症状严重程度，他们的发病率和死亡率均高于白人[4]。医疗服务人员对这些群体的歧视、成见、偏见和不确定性被认为是造成医疗服务差异的原因。

对医疗服务人员进行教育可能是纠正差异的最佳途径。在临床环境中，医疗服务人员比患者拥有更多权力；他们确定了每次会面的基调、背景和时间长度。因此，改变医疗服务人员的期望、看法、态度、信念和价值观，比试图通过医疗系统或患者来实现改变要更实际。

当代美国社会存在的种族主义和不平等现象可以追溯到奴隶制和种族隔离时代。今天，少数民族在社会经济地位较低的群体中占大多数，受教育程度较低，工作报酬较低[4]。然而，许多美国人认为种族主义、歧视和不平等现象在很大程度上已经被根除。哈佛健康论坛委托投票的一项全国性民意调查显示[6]，52% 的白人认为不同种族和民族的人得到了平等的待遇，但 20% 的白人和 65% 的非洲裔美国人认为与白人相比，少数族裔接受了较低质量的医疗服务。近一半（48%）拉美裔美国人认为少数族裔和白人得到了同等质量的医疗服务，而 41% 的拉美裔认为少数族裔得到的医疗服务质量较低。总的来说，54% 的美国人认为医疗服务人员对待少数族裔和白人患者的方式不同。

药师要具备一定的文化素养，就必须了解在提供的医疗质量方面存在的种族差异。与白人相比，少数民族和少数族裔获得常规医疗服务的可能性更小[4]。非洲裔美国人心脏病死亡率高于其他任何种族或民族[7]；1999年，这一比例比白人高 30%。非洲裔美国人接受适当的心脏药物治疗和接受冠状动脉搭桥术的可能性均较小，但非洲裔美国人死于癌症、脑血管疾病和艾滋病的比例最高[4]。人类免疫缺陷病毒感染是 25～44 岁的非洲裔美国人死亡的主要原因[7]，但非洲裔美国人接受治疗的可能性远远低于白人，而治疗可以延缓因人类免疫缺陷病毒导致的缺陷。非洲裔美国人没有接受三联抗反转录病毒治疗的比例是白人的两倍以上；且白人接受卡氏肺囊虫肺炎预防性治疗的比例是他们的 1.5 倍[4,7]。此外，患有终末期肾病的非洲裔美国人接受腹膜透析和肾脏移植的可能性较低[4]。在医院急诊科，非洲裔美国人和西班牙裔美国人接受骨折止痛治疗的可能性较低[4]。非洲裔美国人和白人在糖尿病护理、儿科护理、妇幼保健、心理保健、康复和疗养院服务以及许多外科手术方面也存在种族差异[4]。

美国印第安人死于糖尿病、肝病、肝硬化以及意外伤害的比例过高[7]。美国印第安人和阿拉斯加原住民糖尿病的患病率是美国总人口的两倍以上。亚利桑那州的皮马人是世界上已知糖尿病患病率最高的人群[7]。此外，西班牙裔美国人死于糖尿病的可能性几乎是非西班牙裔白人的两倍。一些亚裔美国人的胃癌、肝癌和宫颈癌的发病率远远高于全国平均水平[4]。

## 患者因素

药师需要对影响少数患者群体的态度、信仰和价值观的文化、社会、政治和经济因素保持敏感性。种族差异存在于美国社会的许多方面，如就业、住房、教育、银行和金融。研究确证了一些影响服务质量的少数患者属性[4]。少数族裔患者更可能拒绝服务，不遵循治疗方案，延迟就医；然而，这些差异可能并不是造成医疗服务差异的主要原因。例如，少数族裔拒绝服务的可能性略大，但不能充分说明在接受治疗方面的差异。对医疗服务人员的不信任，对医嘱的误解，以及很少接触医疗服务系统被认为是少数族裔不太愿意寻求医疗服务的原因[4]。

## 医疗服务人员因素

对少数族裔行为的偏见和成见以及与少数族裔交流时更大的临床不确定性都会导致治疗差异。医疗服务人员的诊断和治疗决策及其对患者的感受均受到种族和民族的影响 [4]。在一项基于真实临床现状的研究中，即使在考虑了患者的收入、教育程度和个人特征等因素之后 [7]，医生们认为非洲裔美国人没有白人聪明，受教育程度更低，更容易滥用毒品和酒精，更可能不遵守医嘱，缺乏社会支持，更少参与心脏康复治疗。这表明，在某种程度上，医疗服务人员对患者的态度受到种族和民族的影响。

研究表明，医疗服务人员在与少数族裔人群交流时，会体验到更大的临床不确定性。在诊断疾病时，医生依靠他们对患者的观察（包括患者的种族、年龄、性别和社会经济地位），以及患者提供的信息。如果医生缺乏信息或怀疑信息不准确，可能是由于文化或语言的障碍，他们必须依靠自己的观察和推断做出诊断和治疗决定。医疗服务人员越依赖自己的推断，治疗决定受个人偏见和成见的影响就越大。医生对患者病情的不确定性会导致治疗的差异 [4]。

## 案例研究

以下案例研究说明了主要的社会因素如何影响服务质量。第一个案例展示了医疗保健领域之外的种族主义如何影响患者和药师。第二个案例展示了医疗保健系统内种族主义的影响。

### 案例 1

药师试图容忍这位明显沮丧的母亲，但当她问起一种普通的替代品时，他忍不住恼火了。他相信她孩子的健康比钱重要得多。这位药师在这个非洲裔美国人为主的低收入社区工作了 6 个月，他得出的结论是，许多黑人母亲把省钱看得比她们孩子的安全和健康还要重。通常情况下，一位母亲看到药品价格后，她会选择不购买药品，几天后再回来或者干脆不来。他曾看到母亲们宁愿购买非处方药，而不是开处方药。令他恼火的是，他看到"目不识丁的未婚妈妈带着许多孩子，把钱花在昂贵的衣服和厚厚的金链子上"，却似乎无力为生病的孩子支付药费。

药师向这位女士解释说，这种处方药没有其他的替代品，她询问是否可以买半量的处方药，或者买几天的药，因为 84 美元对她来说太贵了。

药师叹了口气说，"当然可以"。他认为向她强调按医嘱服药的重要性是浪费时间。

这位 35 岁的母亲康妮一直梦想成为一名教师，但她的高中指导老师敦促她参加职业课程，这是非洲裔美国人和贫穷白人学生的典型情况。建议这些学生进入职业学校的做法很成熟，康妮从来没有想过要去质疑它。她记得自己当时以为只有白人孩子和非常聪明的非洲裔美国人才能上大学预科，她从来没想过不踏上那辆载她去职业学校的巴士。康妮的毕业班只有两名非洲裔美国人获得了大学预科文凭。康妮学的是她讨厌的美容。

当康妮决定申请大学时，她震惊地发现自己准备得多么不充分。为了通过入学考试，她需要学习代数、几何学、三角学和物理等科目。她在职业学校学的商业数学不够用，因此康妮放弃了上大学。最终她成为一名帮助自闭症儿童的助教。她爱学生，但却承受着没有接受更多教育的后果。她和丈夫有四个孩子，没有医疗保险。

康妮一边等着她的处方，一边幻想着，如果她当初选择了学术课程而不是职业课程，她的生活会有多么不同。这一决定影响了她的收入，她住在哪里，她的孩子在哪里上学，他们是否能去看医生，以及当他们生病时她是否买得起药。她对药师的无礼和高人一等的态度感到生气。由于他对所有的非洲裔患者都很无礼，她推测他有偏见。她考虑过到别的地方去买药，但最后觉得太不方便了。

## 讨论

患者与药师的经历发生在一个较大的文化背景中。许多少数民族患者带来了由种族主义、偏见和歧视形成的药房体验。康妮把自己无力支付药费的原因追溯到高中时代。她认为她接受职业教育是因为她的种族和社会地位，而不是因为她的智力或潜力。因为康妮从来没有为难过药师，药师也不认识她，她认为药师对她的恶劣态度是基于种族原因。她想不出别的理由来解释药师对她的轻蔑、不尊重和冷淡。

我们都有一些由泛泛而谈和思维定式形成的先入为主的想法。这些想法帮助我们理解世界，但不再重新审视这些想法往往会导致歧视。

在这里，药师对患者进行了错误的判断。康妮既不是文盲，也不是未婚，也不依靠政府福利生活。她没有穿昂贵的衣服，也从未拥有一条厚厚的金链子。相反，康妮和她的丈夫属于有工作的穷人：他们挣的钱达不到政府救助的标准，但收入又太少，无法维持生计。然而，药师的成见导致了歧视。

我们的文化背景会影响我们对他人行为的解释、赋予意义和创造价值评价的方式。药师必须思考自己的偏差和偏见的来源，以及它们如何影响患者服务的质量。在这个案例中，药师应该评估他对这位非洲裔母亲的偏见。他应该了解在他自身的文化信仰体系中这种偏见的来源，他应该问自己这种偏见如何影响了他对患者的服务质量。

这位药师不了解他所服务的患者的文化、社会经济和社会政治环境。药师需要通过基于信任和尊重的关系来了解他们的患者。他们应该强调关爱。当目标是为每位患者定制药物治疗以产生积极的结果时，就没有种族歧视的余地了。使用这种方法，药师可以开始用体恤和同情心取代偏见。

## 案例 2

40 岁的伯纳德是一名狱警，他有医疗保险包括牙科保险，但他从小就没有看过牙医。他记得小时候拜访过的当地镇上唯一的牙医自称是种族主义者。伯纳德牙痛时，牙医经常不用止痛药就把牙齿猛拽了出来。伯纳德嘴里布满了以前牙齿留下的缺口。虽然伯纳德意识到他应该去做牙科检查，特别是当他有牙科保险后，但他对牙医的不信任是如此之深，以至于他连基本的预防保健都不愿做。

## 讨论

在这个案例中，在医疗保健系统中遭受种族主义的经历促使患者滋生了对医疗保健系统和医疗人员的不信任。医疗保健行业从来没有免受种族主义和歧视性做法的影响。在种族隔离的时代，"分开但平等"的医疗服务意味着少数族裔接受的治疗不合乎标准。臭名昭著的塔斯基吉（Tuskegee）梅毒研究只是助长了这样一种观点，即非洲裔美国人被医疗系统当作豚鼠来对待。即使在今天，一些非洲裔美国人仍然相信还有很多其他类似的研究没有被揭露出来。许多非洲裔美国人仍然对医疗保健系统持怀疑态度。有些人拒绝参加研究，拒绝治疗和药物。非洲裔美国人可能不信任非专利药物，不遵守他们的治疗方案，或使用草药或家庭疗法。因为很多少数族裔，如伯纳德，不相信医疗服务人员会把他们的最大利益放在心上，他们可能会完全回避这个医疗系统。

## 承认我们自己的文化偏见

文化一词是由人类学家爱德华·B·泰勒（Edward B. Tylor）在 1871年提出的。文化是一个复杂的整体，包括知识、信仰、艺术、法律、道德、风俗以及社会成员所养成的任何其他习惯[8]。美国社会有两类文化：主流文化和共同文化。

主流文化包括最常用的语言、基本社会机构（如学校、医院、消防部门、警察、政府、法院）、物质产品、技术和大多数人认同的价值观[9]。主流文化使不同的群体能够以相对可预见的方式共存和互动。

共同文化是一种特殊的生活方式，它根据种族或民族、性别、年龄、职业、宗教、社会阶层、国家区域和其他因素来区分社会群体。大多数美国人都归属于几种共同文化，这些共同文化影响了他们的思考、感受和行为。例如，72 岁的退休药师约翰·史密斯称自己是一个老人，一个退休人员，一个民主党人，一个专业人士，一个南方人，一个基督徒和一个美国白人中产阶级男性（数一数共同文化）。

我们都对一个或另一个群体抱有成见。"种族中心主义测试"的目的是识别我们对自己和他人的共同文化的成见。种族中心主义是意味着把我们自己或我们的生活方式视为优越。作为主流文化中共同文化的成员，我们不断地根据自己的态度、信仰和价值观对他人做出判断。态度代表我们的喜好，它们只是我们的好恶。信仰代表我们认为是真的还是假的。价值观代表对什么是可取的或不可取的、对或错、好或坏的判断。我们的态度、信仰和价值观影响着我们的行为。

例如，莎拉是一名执业药师，她对自己作为药师的职业地位有着种族中心主义的观点，这是一种共同文化。莎拉更喜欢药物干预，而不是替代形式的药物，如草药（这是她的态度）。她认为非处方草药疗法对健康构成了严重威胁，因为草药不受联邦政府的监管。莎拉对中医医师做出了价值判断。她认为，他们给绝望的患者带来了虚假的希望，把宝贵的时间浪费在试验那些还没有被证明有效的草药上。她认为这样的做法是不道德的、错误的。萨拉对草药的态度、信仰和价值观影响了她与患者互动的行为。莎拉并不是唯一一位相信她的治疗方法是最好的药师。例如，外科医生、肿瘤学家和针灸师都提倡他们独特的治疗方法。

成见（固定的思维模式）是人们利用社会分类（如种族、性别）来获取、处理和回忆他人信息的过程 [4]。成见帮助我们组织和简化复杂的或不确定的情况，并使我们对理解情况和做出适当反应的能力有信心。然而，由于其固有的偏见和不准确性，成见可能是失去功能的，尤其当我们使用"一刀切"的方式。

## 案例 3

宝拉，一位 73 岁的非洲裔美国老奶奶，因为血压持续升高而预约了她的医生。过去几年她的血压一直在控制范围内，但现在是 154/100mmHg。医生询问她是否感到压力大，但在她回答之前，医生就说他想增加药物剂量。他鼓励她锻炼，减少饮食中的脂肪和盐，多吃水果和蔬菜。他说他想抽血检查一下以确保其他检查无误。在把她交给护士之前，他给她开了一个新处方。

宝拉对增加药物剂量感到失望，因为她一直在努力控制自己的血压。她的目标是有一天完全不需要任何治疗高血压的药物。她决定让药师推荐一种天然的降压药物。

当宝拉把新处方交给她的药师莎拉时，她问莎拉是否知道治疗高血压的中草药。萨拉回答说，医生给她开的是一种非常有效的治疗方法。她补充说，通过锻炼和适当的饮食，宝拉很有可能控制住自己的血压。

宝拉决定去拜访她的信仰治疗师，问问他会推荐什么中草药。尽管医生建议，她还是不希望增加药物剂量。

## 讨论

在这个案例中，医生使用了生物医学方法，着重关注现象和症状。这种方法可能无法解释那些在我们的疾病中起主要作用的社会心理因素。如果医生使用不同的方法，他可以从患者身上学到东西，因为患者是自己病情的专家。描述性的交流方法允许患者讨论其对健康状况的看法、担忧、态度、信念和价值观。这种方法提醒医疗服务人员注意患者持有的错误的概念和错误的信息，然后医疗服务人员可以纠正。在这种方法中，医疗服务人员可以根据患者对自己疾病的信息来构建治疗计划，而不是根据图表、个人资料或对患者的成见。描述性的交流方法允许医疗服务人员与患者共同建立治疗方案，而不是为患者提供治疗方案。这两者的区别是很关键的，因为当患者的行为、意见、需求和价值观被考虑进去时，患者更有可能坚持他们的治疗计划。

Berlin 和 Fowkes 建议使用 L-E-A-R-N 模型进行患者沟通[10]，具体如下：

- 倾听（Listen）患者。在前面的案例研究中，医生和药师都没有花时间倾听。药师应听取和了解患者对其病情的看法，提出开放式的问题，从患者那里得到反馈，让患者讲述他或她的故事。莎拉应该问宝拉一些试探性的问题，比如"你对草药感兴趣是因为你担心药物可能不起作用吗？""你为什么认为你的血压高？"

- 解释（Explain）你对问题的看法和你的治疗策略。通常情况下，药师不会向患者解释治疗策略和选择治疗策略的原因，或者解释方式过于专业。药师应尽心尽力，以患者容易理解的方式解释治疗和决策过程。

- 了解（Acknowledge）患者的观点，并讨论与医疗服务人员的观点的相似之处和不同之处。药师和患者的关系应该是协作性的，而不是指定式的。患者必须得到认可和尊重。在案例 3 中，医生和药师都错过了将草药与处方药进行比较的机会。当你向患者宣教他们做出的选择时，他们可以对自己的健康做出更好的决定。

■ 记住（Recommend）患者的文化背景的同时推荐治疗方案。不要强迫患者接受你的态度、信仰和价值观。莎拉需要认识到，她的许多患者重视药物的替代方案。药师不应轻视或忽视患者对替代方案的看法，而应抓住机会与患者合作，制定符合他们特殊需要的药物治疗方案。

■ 达成（Negotiate）共识。记住，患者的健康最终掌握在患者手中。承认患者的态度、信念和价值观对制定有效的药物治疗至关重要。在案例3中，宝拉从未"接受"医生为她开出的治疗方案；她最后去看了一个信仰治疗师。为了使药物发挥作用，药师必须与患者合作，并促使他们配合和依从。

案例3中，莎拉承认她的第一个念头是不考虑看信仰治疗师，认为这完全是浪费时间。她意识到，如果她使用描述性的交流方法，而不是生物医学方法，便可能会获得患者的有价值的信息，这些信息会影响她提供的服务的质量。莎拉相信描述性的交流方法会揭示以下信息：①为什么患者的血压很高；②患者决定拒绝增加剂量；③患者重视非传统疗法；④仅仅是倾听患者说话就能起到治疗的作用。如果莎拉用了这种方法，宝拉可能不会去找信仰治疗师。

## 种族中心主义测试[9]

按顺序完成以下步骤：

1. 思考共同文化，你是该共同文化中的一员（例如，女性、药师、基督徒、白人）。

2. 思考共同文化，你不是该共同文化中的一员（例如，男性、患者、穆斯林、非洲裔美国人）。

3. 分两栏，标题为"我的共同文化"和"另一个共同文化"。

续表

## 种族中心主义测试 [9]

4. 从下面的列表中，选择五个适用于你的共同文化的形容词，并把它们写在这一栏里。

| | |
|---|---|
| 聪明的 | 自负的 |
| 唯物主义的 | 整洁的 |
| 雄心勃勃的 | 警觉的 |
| 勤劳的 | 冲动的 |
| 不诚实的 | 顽固的 |
| 保守的 | 传统的 |
| 实际的 | 进步的 |
| 精明的 | 狡猾的 |
| 傲慢的 | 热爱传统的 |
| 攻击性的 | 享乐的 |
| 复杂的 | |

5. 然后选择五个适用于其他共同文化的形容词，写在第二栏。

6. 给你选择的每个形容词进行评分：5 = 非常赞同，4 = 比较赞同，3 = 既赞同也不赞同，2 = 比较不赞同，或 1 = 非常不赞同。

7. 把每一栏的数字加起来计算分数。你选择的形容词代表了你对自己的文化和另一种共同文化的固定思维。每个分数应该从 5 到 25。分数越高，越支持固定思维。

8. 思考一下你的两个分数对你的种族中心主义程度的评价。你在哪些方面是种族中心主义者？你对另一个群体的固定思维在多大程度上是准确的？你认为你对自己群体的固定思维能描述群体中的每个人吗？固定思维有什么好处吗？

## 总结

　　培养文化素养的第一步是要了解少数群体在医疗保健方面受到的差别对待和不平等。第二步是了解我们自己的文化背景如何影响我们对他人的信仰和行为理解、赋予意义以及创造价值的评价方式。受种族或民族影响的经历形成了患者对医疗保健的看法。这些看法也会影响患者的行为，但不足以解释在提供医疗服务方面存在的差异。提高文化素养的第三步是使用沟通策略，改善药师与患者的关系，制订避免成见且满足个体患者需求的治疗计划，而不分种族、民族、性别、年龄或经济状况。培养文化素养是一个终生学习的过程，其目标是提高所有患者的服务质量。

### 问题与思考

1. 你怎样才能更清楚地意识到你对其他文化的成见？
2. 根据第三章，把患者看作人而不是物，是提供适当服务的必要条件。成见和偏见是如何阻止我们把患者看作人的？
3. 缺乏文化素养是如何导致不恰当的患者服务的？
4. 具备文化素养的优势是什么？
5. 什么能让你了解患者对药物、健康以及医疗保健服务的文化信仰？你可以通过询问患者什么问题来帮助你理解如何为患者提供更好的服务？

## 参考文献

[1] DAY J C. Population projections of the United States by age, sex, race, and Hispanic origin: 1995—2050. Washington, DC: Bureau of the Census, U.S. Department of commerce, 1996.

[2] SATCHER D. Mental Health: culture, race and ethnicity—a supplement to mental health: a report of the surgeon general. Washinton, DC: U.S. Department of health and

human services, 2001.

[3]　BETANCOURT J R, GREEN A R, CARRILLO J E. Cultural competence in health care: emerging frameworks and practical approaches (field report). New York: the commonwealth fund,2002.

[4]　Institute of Medicine Board on Health Sciences Policy. Unequal treatment: confronting racial and ethnic disparities in health care. Washinton，DC: National Academies Press, 2002.

[5]　WILLIAMS D R. Race, socioeconomic status, and health: the added effects of racism and discrimination. Ann N Y Acad Sci, 1999, 896:173-88.

[6]　The Harvard Forums on Health. Americans speak out on disparities in health care, 2003. http://www.phsi.harvard.edu/health_reform/pool_media_report_disparities.pdf.

[7]　VAN RYN M, BURKE J. The effect of patient race and socio-economic status on physicians' perceptions of patients. Soc Sci Med, 2000, 50(6):813-828.

[8]　TYLOR E B. Primitive culture, researches into the development of mythology, philosophy, religion, art and custom. London: John Murray, 1871.

[9]　KEARNEY P, PLAX T G. Public speaking in a diverse society(2nd ed). Mountain view, calif: Mayfield publishing Co, 1999.

[10]　BERLIN E A, FOWKES W C. Teaching framework for cross-cultural care: application in family practice. West J Med, 1983, 139(6):934-938.

# 第十六章

# 敏感话题的沟通

Kimberly Braxton Lloyd　Bruce A. Berger

对于患者来说，与医疗服务人员讨论某些问题可能特别困难，患者可能会发现很难讨论他们对性行为、情绪障碍、药物滥用甚至肥胖的担忧。在交流这些问题时种族和性别可能是患者犹豫不决的因素。例如，一些男性觉得很难讨论男性不育的问题，因为普遍观念中这可能侧面反映男子气概，而在高度重视男子气概、生育能力和后代的文化中，这种困难可能被夸大。相比之下，一些不孕不育的妇女很容易寻求到医疗建议，经常向药师咨询排卵预测装置、维生素、补充剂和妊娠试验方面的帮助。

由于社区普遍配备药师人员，且与患者有着频繁的互动，药师有很多机会与患者讨论敏感的话题。通过为患者创造一个安全和关爱的环境，药师可以帮助那些感到尴尬或犹豫的人开始与医疗服务专业人员对话。然而，有些药师在这些情况下可能会感到不知所措、不确定和不舒服。本章就如何让患者参与到有关敏感健康问题的对话中提供指导。

## 选择时间和地点

在准备与患者讨论敏感的健康问题时，最重要的因素之一是确保在适当的时间和地点进行交流。首先，药师应该选择一个时间，在这个时间内，药师可以不受干扰地把全部注意力放在患者身上。建立信任和深入研究敏感话题是需要时间的。如果在讨论过程中药师被叫去照顾另一位患者，前一个患者可能会觉得自己对药师不重要，并且可能中途退出交流。药师应该提前做好计划，以尽量减少讨论过程中的干扰，包括把所有可能需要的东西带到咨询区（比如，正在分发的药物、患者教育材料、身体评估工具、医疗记录、药房概况、笔和纸、笔记本电脑）。在讨论过程中，其他药房人员应该意识到隐私的重要性，并应被告知药师希望与患者相处多长时间。可以使用打印的标志牌、门牌系统或其他方式表明咨询区正在使用中，并标注正在进行面谈。请记住，讨论不必在分发药物时进行。在药师可以更充分地讨论患者可能存在的问题时，将预约时间安排在晚些时候可能是必要和有用的。

重要的是要有一个私密的环境，将讨论被偷听的风险降到最低。一个私密检查室或咨询区是最理想的交流场所，但也可以使用药房中与工作流程隔离的另一个区域。如果咨询的房间有窗户，可以关上百叶窗（在征得患者同意后），有助于确保患者隐私。如果没有百叶窗，药师应将椅子放置在尽量减少药房干扰和最大限度地保护患者隐私的位置。环境应使药师能全神贯注地对待患者。药师应对谈话的音量敏感，说话声音要大到让人容易理解，但又不会泄露患者的秘密。保持眼神交流有助于药师调整讨论的音量和语调，让患者放松。在讨论敏感问题时，患者往往会变得情绪化，因此咨询区应准备好纸巾。在开始讨论之前，药师应确保患者对环境感到舒适。

## 开始交谈

如果这是与患者的第一次会面，药师应该开始介绍并确定这次预约的目标，特别是患者想要达成的目标。在整个交谈过程中，药师应保持职业风度，表现出礼貌、尊重和参与。如果讨论过于非正式，沟通方式过于随意，或者没有保持专业的医患关系，患者可能会变得更保守，不愿透露私人健康问题或担忧。

药师应该仔细倾听患者的话，此时眼神交流很重要。可能有必要在整个讨论过程中间歇进行医疗记录，以尽量减少干扰。患者说话时，写东西可能会让患者觉得注意力不集中或缺乏兴趣，最好在一开始就告诉患者你将在医疗记录中记录这次谈话，也是为了避免患者担心你在写什么和为什么写。一个不希望你做笔记的患者可能会对自己说的一些促使你写下来的话感到不自在。例如，如果患者刚刚透露她被诊断出患有疱疹，而她怀疑她的丈夫有不忠行为，那么现在不是在表格中记录新诊断的理想时间，这时记录可能会导致开放式交流的结束，药师会错失一个教育患者有关疾病及其治疗药物的机会。相反，药师应该避免表现出惊讶或尴尬，保持眼神交流，专注地倾听患者的担忧。有必要共鸣地回应患者的痛苦，但不要对情况做出判断（例如，"这听起来对你来说是一个非常困难和有压力的情况"）。

此外，为了最大限度地开放交流，药师必须做好充分的准备来评估患者的病情并提供相关的教育。当与患者接触时，专业、自信和关心非常重要。如果药师缺乏信心、犹豫不决、脸红、口吃、失去眼神接触，或者听起来不确定下一步该问什么或说什么，他或她可能会向患者发出错误的信号。患者可能认为药师对这个话题感到惊讶或尴尬，或者是在评判。因此，药师应该有组织地准备谈话，包括回顾疾病和药物治疗选择，考虑任何可能导致或加重患者症状的疾病或药物，并回顾关于疾病和药物咨询的重点。针对谈话内容，在心里或以书面形式制订一个大纲或写一份问题清单可能会有帮助。表 16-1 给出了一些交谈问题的例子，药师应该多问一些开放性的问题，多问一些后续问题，以鼓励患者深思熟虑的回答，并做出反思性的、非评判性的陈述（例如，"你发现许多令人痛苦的身体变化"）。

**表 16-1 交谈问题举例**

**勃起功能障碍（ED）**

你有性欲吗？

你想进行性交吗？

你和伴侣的亲密关系出现问题了吗？

你在勃起和保持勃起方面有困难吗？

你多久勃起一次？

你在睡觉、做梦或早晨的时候会勃起吗？

你的勃起能达到插入的程度吗？

你在达到高潮时有困难吗？

你射精有问题吗？

当你想到性交时，你会感到焦虑吗？

你的勃起功能障碍有没有变得更糟的时候？如果是,在什么情况下？

你有抑郁症吗？

你感到悲伤、忧郁或沮丧吗？

你有没有注意到生活的乐趣在减少？

你对你的性伴侣满意吗？

你和你的性伴侣关系好吗？

这个问题什么时候开始的？是突然的还是逐渐的？

勃起功能障碍对你的性生活有什么影响？

关于这个问题,你或你的伴侣生气吗？

你曾经被诊断患有糖尿病、高血压或高血脂吗？

你的食欲、口渴、排尿方式或体重有任何变化吗？

你有心脏、血管、神经或激素方面的病史吗？

你有过泌尿生殖系统创伤或手术吗？

你有过前列腺疾病的诊断吗？

你有排尿方面的问题吗？你是否有过尿急尿频、紧张、犹豫不决、膀胱排空不全,或尿流微弱？

你吸烟或使用烟草制品吗？

你喝酒吗？

你使用大麻、可卡因或海洛因等娱乐性毒品吗？

你一整天有多活跃？你经常做有氧运动吗？

你的爱好是什么？你经常骑自行车、摩托车或马吗？你在健身房定期上自行车课吗？

## 更年期

你多久来一次月经？

每次经期持续几天？

从一个周期开始到下一个周期开始有多少天？

你体验过月经量过多或过少吗？

你最后一次月经是什么时候？

你现在有怀孕的可能吗？

你做过子宫切除术吗？如果是的话,是摘除了一个还是两个卵巢？子宫颈被切除了吗？手术是多久以前做的？

许多经历过激素波动的女性会抱怨潮热和盗汗,你注意到温度控制方面的问题了吗？

你有没有注意到有一股热浪从你的头皮开始穿过你的躯干？

你有没有经历过即使在你的家人都很舒服的时候,你也会感觉自己很热？

续表

你有没有把家里的调温器调到更低的温度，即使家里其他人都很凉爽或很冷？

你在家的时候有没有穿比较轻的衣服，因为你经常感到热和不舒服？

你是否在夜间被潮热和出汗惊醒？

你是否已经改变了你晚上使用被子的类型，或者开始在晚上踢开被子，因为你在出汗？

你整晚都在睡觉吗？

你白天是否因睡眠中断而感到疲劳？

你是否曾在如咳嗽、大笑或打喷嚏等不想的时候尿失禁？

你的阴道有干涩或不适的感觉吗？

你有没有注意到你的性欲有什么变化？

你和伴侣的亲密关系出现问题了吗？

你的阴道润滑有困难吗？

你在达到高潮时有困难吗？

性交后有阴道出血的现象吗？

当想到性交时，你会感到焦虑吗？

你有抑郁症吗？

你感到悲伤、忧郁或沮丧吗？

你有没有注意到生活中的乐趣在减少？

你对你的性伴侣满意吗？

你和你的性伴侣关系好吗？

你第一次发现性功能障碍是什么时候？这个问题是突然发生的还是逐渐发生的？

描述你在性功能出现问题后的感受。例如，你或你的伴侣对这个问题生气吗？

## 表达同情

很难预测患者在敏感的健康问题上可能经历的多种情绪，而这些情绪很可能在交谈中表现出来。例如，患有勃起功能障碍的男性经常经历尴尬、羞愧、孤立和自卑，所有这些都是沟通的障碍。抑郁症患者可能害怕精神疾病带来的社会污名，害怕谈论自己的症状。纤维肌痛症患者可能担心他们的诊断不会被重视，他们可能会感到沮丧、愤怒、气馁或绝望。

不管在交谈中表现出什么样的情绪，在与患者交流时表现出共鸣非常重要。例如，一句"当你晚上无法入睡时，工作肯定会很困难"这样的评论可能是有效的。它表明你已经听到了患者所描述的，并理解了对患者生活的潜在影响。如果药师不知道该说什么，可以一字不差地重复患者的话，例如，"你搬到这个新城镇后感到孤独和孤立"可能会非常有效。尽量不要忽略或轻视患者说的任何话，并坚决不要说"别担心，一切都会好的"这种具有诱导性的话。这样的陈述可以将患者感到痛苦被最小化了，并使患者感到疏远。最好向患者传达他或她的担忧不仅重要，而且受人尊重。

当患者出现问题时，医疗服务人员自然倾向于着手解决或减少问题，而不是关注患者对此的感受。让我们来看看两位药师与患者的对话，第一位药师的应对并不恰当，第二位药师的应对更有成效。

## 勃起功能障碍对话 1

 患者（对店员）：我可以和药师谈谈吗？

职员：当然可以。（对药师喊道）这个人想跟你谈谈。

药师（从处方区走到患者 20 英尺外）：好的，怎么啦？

患者（示意药师上前）：我需要和你谈谈。

药师（翻了翻眼睛，走到患者面前）：什么事？

患者（递上处方）：我有点不好意思，我感觉很糟糕，我甚至不得不使用这个，这对我真的有用吗？

药师：当然……是的……别担心！很多人都为此而来，我马上为你取好药，你不用担心，很高兴可以用一些东西来帮助你。

患者：只是我和妻子已经有一段时间没有发生亲密关系，我讨厌这样，我必须依靠药物才能……你知道的。

药师：是的，我知道，但是，嘿，就像我说的，至少有一种药可以帮助你，让我马上去为你取好药。

患者（不好意思地）：好的。

## 讨论

这位药师没有做任何明显错误的事情，但他的方法是快速处理患者担忧，然后继续自己的工作。然而，他并没有真正解决这些问题，可能是因为药师不喜欢讨论这个话题。此外，也因为患者感到尴尬和不舒服。而店员对药师大喊大叫，进一步加深了患者的尴尬和不适，患者感到更加被侵犯。现在让我们看看如何更恰当地处理这个问题。

## 勃起功能障碍对话 2

 患者（对店员）：我能和药师谈谈吗？

职员：当然可以。（走向药师）柜台的那个人想和你谈谈。

药师（从配药区走向患者）：你好，我是药师肯·布朗，有什么能为你效劳？

患者（递上处方）：我有点不好意思，我感觉很糟糕，我甚至不得不使用这个，这对我真的有用吗？

药师（看了看处方）：我们到这边来，我们可以私下谈谈（示意患者到商店安静的地方）。谈论这样的事情可能会尴尬和不舒服，有时也很难接受这种情况的发生，你需要药物使你能够做一些对男人来说非常自然的事情。

患者：是的，我一点也不喜欢。

药师：我明白。这种药物在帮助男性勃起方面非常有效，你的医生有没有排除任何可能导致这种情况的健康问题？

患者：是的，他检查得很彻底。他只是说，有时候我这个年纪的男人血流量不够，所以会有问题。

药师：没错，而且这种情况比大多数男性意识到的还要普遍。这种药可以帮助阴茎获得适当的血流量，所以当你的性欲被激发时，就可以勃起。

患者：我只是觉得有点……我不知道。

药师：你不喜欢依靠药物来勃起。

患者：是的……我想有一个正常的性生活，但不喜欢必须使用药物。

药师：这可以理解，你觉得不太自然。

患者：是的，差不多是这样。

药师：我很高兴我们这边有药物可以帮助你，而且使用起来相当简单。我会继续为你取药，然后我们会讨论如何从药物中获得最大的益处，以及任何你可能需要知道的预防措施。

患者：好的，再次感谢。

## 讨论

这个药师表现出洞察力和理解力。他传达给患者他理解患者的感受以及为什么他会有这样的感受。这样可以建立一种关系，使得对临床问题的讨论更加开放。这也有助于患者将此讨论视为药师关心和同情的延伸，而不仅仅是为了纠正或修复患者的感受而提供的信息。

此外，不仅店员没有在商店里大喊大叫，药师还走进患者，当他了解患者所关心的问题的性质时，提供一个更私密的空间。药师不会试图解决问题或将问题最小化，他只是向患者传达这个问题对患者本身的影响。表达共鸣需要勇气，你冒着反映你的理解和与另一个人更亲密的风险。但最终，共鸣通常是非常令人宽慰的，并能让人们向前迈进，而不是停留在问题或他们的感觉中。

共鸣非常重要的另一种敏感情况是，患者患有慢性病，不会危及生命。医疗服务人员可能会试图淡化这种情况的重要性，或者试图说服患者"不幸中之万幸"。然而，虽然这种情况不致命，但必须要考虑到它可能会严重影响患者的生活质量。例如，银屑病患者经常会感到疼痛、痛苦、睡眠障碍和情绪变化。如果银屑病的病变可见，很难隐藏，患者可能会经历尴尬和对社会耻辱感的恐惧。常见的沟通错误是，为了"让患者感觉好一点"而将慢性病与"更严重的"危及生命的健康问题进行比较，从而使得慢性病的重要性降低，药师应避免如此沟通，因为它轻视了疾病对患者生活质量的影响。表达对患者的不适和尴尬的理解，表现出共鸣，并为患者提供治疗计划将更有帮助（更多关于共鸣的内容，请参阅第四章）。现在，让我们来看看另一个患者情景以供练习。同样的，我们将首先来看不恰当回应患者的方式，然后是更合适的方式。

**银屑病对话 1**

你的患者是史密斯太太。她今年25岁，手部患有慢性斑块型银屑病。根据临床分类系统，因为涉及的身体面积较小，所以定义为轻度银屑病。然而，她手上皮损明显，让她非常尴尬。你的沟通策略应该考虑到她的个人问题。

 患者：我对自己手的样子感到很不自在，看起来可怕。我丈夫不敢握我的手，因为他害怕抓住我的手。另外，他说我的手看起来很恶心。

药师：哦，没那么糟。你告诉他我说的，这个不会传染的。

患者：这对我来说太可怕了。

药师：史密斯太太，不幸中之万幸，它不会威胁到你的生命，而且只是在你的手上。

患者（难以置信）：只有在我手上？还不够糟吗？

药师：有些患者全身都有这种东西，你该庆幸它只有在你的手上。

患者（讽刺地说）：谢谢！显然，这让我感觉好多了。我没有权利抱怨，把药给我就行了。

**讨论**

这位药师把史密斯太太问题的重要性最小化了，她感到尴尬和受伤，但药师却没有承认这些。虽然药师所说的一切可能都是真的，但却缺乏关怀和同情心。一个更好的回应方式如下。

**银屑病对话 2**

 患者：我对自己的手的样子感到很不自在，看起来可怕。我丈夫不敢握我的手，因为他害怕抓住我的手。另外，他说我的手看起来很恶心。

药师：我明白这使你很受伤，被这种方式拒绝一定感到很难。

患者：太可怕了。

药师：我明白。你可以告诉你的丈夫，不会传染给他。我知道这不会让你感觉好点，但他应该知道。

患者：我只是想让它消失。

药师：我知道。我会给你开处方，然后我们会讨论如何正确使用药物来获得最大的好处，帮助你治愈双手。

患者：好的。

## 讨论

这位药师承认患者受伤和尴尬的感觉。值得注意的是，药师不偏袒任何一方：她只是因治疗被同情，为丈夫则提供一些有用的信息，并回应了患者根治疾病的愿望。

## 评估患者的准备

评估患者是否准备好讨论敏感话题或采取行动治疗疾病非常重要。有些患者很清楚自己的健康状况以及与此相关的风险和治疗方案，但还没准备好讨论或采取行动。例如，有些患者不愿谈论他们的肥胖、烟草滥用或酗酒问题。其他患者可能愿意讨论某个健康问题，但还没有准备好做所有必要的事情来控制它。例如，高血压患者可能已经准备好服用处方药物，但还没有准备好戒烟。如果医疗服务人员的沟通策略与患者对每种行为的准备程度不匹配，那么它就不会有效。确保匹配的一种技术是评估和处理决策平衡。

决策平衡的概念是，患者必须意识到改变行为（如服药、减肥、戒烟或锻炼）的益处大于障碍，然后才会做出改变。药师可以在帮助患者改变这种平衡方面发挥重要作用。请记住，当患者对他们是否真正需要改变行为感到矛盾或不确定时，他们的感觉是，改变的好处等于障碍。向患者背诵益处条文常常会迫使患者对障碍条文做出防守反应，这种方法很少有效。最好询问患者他们认为提议改变的好处是什么。这样，患者就会专注于好处而不是障碍，进行自我反省（更多关于行为改变的内容，请参阅第九章）。在这些情况下，药师不应该试图说服患者改变（更多关于说服力的内容，请参阅第十三章）。现在，让我们来看一段对话，它说明了如何为那些犹豫不决或抗拒改变的患者提供决策平衡。

 患者：我只是不知道要吃这种药来控制高血压，我感觉很好。

药师：因为你感觉很好，所以你对是否真正需要这种药物有些怀疑。（以共鸣和理解回应）

患者：是的。

药师：这可以理解。高血压患者即使血压升高也会感觉良好，这也很常见。你认为服药可能有什么好处？

患者：嗯，我想这应该是为了降低我的血压，以减少卒中或心脏病发作的风险。

药师：完全正确，我可以补充一些额外的益处吗？（通过请求允许提供额外信息来尊重患者的自主权）

患者：好的。

药师：通过降低血压，你可以过更正常的生活。例如，我知道你喜欢慢跑。在剧烈运动之前降低血压非常重要，因为运动会使血压升高。我们希望你继续锻炼，但我们也希望你能安全锻炼。

患者：我明白了，我没想过这个。

药师：你认为吃这种药有什么障碍？

患者：嗯，就像我说的，我感觉还好，但是你说血压升高时也会感觉好。

药师：没错，如果我们测量一下你的血压会有帮助的，看看它在哪个水平？

患者：当然。

药师：好的，这我们可以做。还有什么其他的障碍会阻止你服药呢？

患者：我听说它会使人感到迟钝或头晕。

药师：这个担心很合理。有些患者觉得有点迟钝，直到他们的身体适应了这种药物。而且，当你第一次开始服用它时，当你早上第一次坐起来的时候，你可能会感到有点头昏眼花。这些问题通常在服药一周后就会消失。最好看看这种药对你会有什么影响。早上慢慢地起床和下床会有帮助。听起来怎么样？

患者：好的。但是，我也听说有些男人服用这些药物会有"男性问题"。这是真的吗？

药师：很少有男性会出现勃起困难的情况，而且通常在一周内就会消退。如果这种问题持续存在，打电话告诉我，我们可以让你的医生调整剂量或选择另一种药物。停止用药后，问题完全可以逆转。

患者：他为什么要给我这种药呢？

药师：我知道这与你有关。正如我所说，这种副作用并不经常发生，而且这种药对降低血压非常有效。

在这段对话中，药师认真地解答患者的顾虑，在征得同意后提供信息，并解决服药的障碍。同样的方法也可以用于讨论运动和饮食。首先，探索其好处，然后解决障碍。在讨论运动时，请记住，许多患者认为运动意味着相当严格的要求。建议步行，将车停在离患者工作的大楼较远的地方，走楼梯而不是乘电梯，这些也是患者可能没有考虑过的锻炼方式。

当你讨论做出改变的障碍时，最好询问患者对自己如何克服这些障碍的想法。患者提出的任何解决方案都可能比你提出的可能不适合患者生活方式的建议更有效得多。如果患者不知道怎么说，你可以这样说："我可以为你提供一些其他患者如何处理这个障碍的建议吗？"接下来，描述解决方案，然后问："你认为如何？"或者"这些解决方案中哪些对你有用？"这有助于患者做出改变的承诺。

## 接近敏感话题

药师有多种机会与患者讨论与患者的身体状况有关的敏感问题（表16-2）。关键是要善于观察和参与。

例如，一位患者在经历一个敏感的健康问题时，可能会寻求替代疗法来治疗自己的病情，避免医疗预约。患有勃起功能障碍或不育症的男性可能会寻求草药治疗以提高男性生殖能力；更年期的女性可能会购买黑升麻、大豆异黄酮或阴道润滑剂；抑郁症患者可能会要求更多关于圣约翰草的信息。每一种情况都为药师提供了一个机会来讨论患者正在经历的症状模式，并开始讨论病情和治疗方案。

**表 16-2　潜在的敏感的交谈话题**

| 患者的问题 | 相关医疗状况的例子 |
| --- | --- |
| 身体状况干扰生理、心理和社会功能 | 关节炎、纤维肌痛、情绪障碍、肥胖、阿尔茨海默病 |
| 患者经历慢性疼痛、睡眠中断或白天嗜睡 | 失眠、慢性疼痛、纤维肌痛、关节炎、更年期 |
| 患者感到尴尬、羞涩、沮丧和无助；这可能导致焦虑、抑郁或药物滥用，或可能有自杀意念，取决于类型和严重程度 | 性功能障碍、不孕不育、肥胖、银屑病、慢性疼痛、精神疾病、阿尔茨海默病、帕金森病 |
| 患者对难以掩盖的症状感到尴尬和难为情 | 脱发、银屑病、湿疹、痤疮、红斑狼疮、帕金森病 |
| 这种情况可能带有社会污名，患者害怕被社会排斥 | 性传播感染疾病、人类免疫缺陷病毒 / 艾滋病、银屑病、药物滥用 |
| 用药方案复杂，不方便，影响依从性 | 癌症、人类免疫缺陷病毒 / 艾滋病、关节炎 |

或者，如果药师注意到患者疾病治疗状态使他易患上某种特定疾病，他可能会主动与患者对话。例如，药师可能会在注意到患者的疾病治疗状态增加了性功能障碍风险时，就开始讨论勃起功能障碍。患者可能没有意识到糖尿病或高血压会增加性功能障碍的风险。药师可以通过提供干预措施来改善患者的整体健康，并向患者强调用药依从性，从而优化血糖和血压的控制。

另一个机会可能会出现在患者补充药物时，这是评估药物是否导致或恶化了患者可能不愿意讨论的疾病治疗状态（如体重增加、性功能障碍或情绪变化）较好的机会。如果患者出现了副作用，药师可以向患者的医生提出建议。

最后，当医生给患者开了一种药物来治疗他或她可能敏感的疾病（如人类免疫缺陷病毒/艾滋病、性传播感染疾病、癌症、性功能障碍、不育症、精神疾病）时，就出现了一个让患者参与讨论的明显机会。这种情况下，药师可以通过以下方式发起对话：

"我想和你谈谈你的新处方，以确保它对你有效。我知道这可能不容易讨论，但我愿意回答你的任何问题。"

"关于这种情况，你的医生已经告诉了你什么？以及这种药会有什么帮助？"

"既然你有了治疗这种健康状况的处方，你还有什么问题吗？"

"我要告诉你关于这种药你需要知道什么。如果你有任何问题，请提问，我希望你尽可能多地了解情况。"

## 总结

药师可以成为有敏感健康问题患者的重要信息来源。通过关注患者的问题和其他线索，药师可以确定让患者参与讨论的机会。药师还可以让患者在咨询用于治疗这些健康障碍的新药物时，以及在随访监测已知会引起潜在敏感副作用的药物的安全性和有效性时，与患者建立密切关系。在与患者交流这些问题时，尊重隐私、仔细倾听、保持专注并表现出共鸣非常重要。

### 问题与思考

1. 当你和患者讨论敏感话题时，你如何处理自己的焦虑或缺乏自信的问题才不会增加患者的不适感？

2. 什么话题会让你最不舒服？你怎么克服这个？和同学讨论这个问题。有些同学对引起你焦虑的话题很舒服，他们是如何控制自己的焦虑的？

续表

## 问题与思考

3. 讨论共情在与患者交流敏感话题中的作用。为什么它这么重要？

4. 在与患者讨论敏感话题时，为什么评估他们对药物作用的理解特别重要？患者在医生办公室获取信息的能力如何会受到尴尬或羞耻的影响？患者获取信息的能力如何会受到冷淡、漠不关心、评判性或不舒服的医疗服务人员的影响？

可以访问 www.uspharmacist.com/index.asp?show=archive

## 参考文献

[1]  BERGER B A, LLOYD K B. Communication concerning sensitive issues: counseling on erectile dysfunction. US Pharm, 2007, 32(1):73-76.

[2]  LLOYD K B, BERGER B A. Communication concerning sensitive issues: the depressed patient.US Pharm, 2007, 32(4):49-55.

[3]  LLOYD K B, BERGER B A. Communication concerning sensitive issues: counseling onmenopause. US Pharm,2007, 32(1):73-76.

[4]  LLOYD K B, BERGER B A. Communication concerning sensitive issues: coronary heart disease. US Pharm, 2007, 32(2):72-75.

[5]  LLOYD K B, BERGER B A. Communication concerning sensitive issues: psoriasis. US Pharm, 2007, 32(4):49-55.

[6]  LLOYD K B, BERGER B A. Communication concerning sensitive issues: fibromyalgia. US Pharm,2007, 32(9):49-55.

# 第十七章

# 与文化水平有限的患者沟通

大多数药师在职业生涯的某个阶段都会遇到文化水平有限的患者。这些患者是那些能从与药师交流中了解他们的健康状况和用药情况获益最多的人群之一。

和其他医疗服务人员一样，药师也接受了用高技术语言进行交流的培训。在他们的同龄人中，他们因为在这个层面上的沟通能力而得到了社会和职业上的奖励。药学专业的学生和住院医生都面临需要记忆和复述药物名称、结构、药物动力学和治疗机制的压力，他们开始把用这些术语进行交流的能力视为衡量他们成功与否的一个标准。不幸的是，这种高水平科学语言的使用常常延伸到与健康期刊的患者教育页面。最近有研究评估了10种此类期刊中患者教育材料的阅读水平，其中只有2种期刊的患者教育材料属于推荐的5~6年级水平[1]。

几年前，我和一位同事进行了一项研究，以评估药学专业2年级学生在写作作业中的沟通水平[2]。学生们需要根据与药物或健康相关的文献准备一份简短的论文，回答一个典型的健康问题。然后使用文字处理软件的阅读统计功能来测试他们的写作水平。他们的目标是在4~5年级的阅读水平上（医疗补助计划覆盖的患者的平均水平）回答这个问题。但学生们最初论文的平均水平是11年级，平均需要4.67次修改才能将措辞降低至目标水平。大多数学生都没有意识到他们一直在如此高的水平上交流，并对为达到这一目标所付出的努力感到惊讶。简单修改，比如将"监测你的血糖"改为"检查你的血糖"，就对降低阅读水平有着显著的作用。

近年来，普通读写和医疗知识水平的有限性问题受到了广泛关注。这两种水平有限的患者对药师来说都是挑战。药师必须对读写水平有限的现象保持警觉，然后决定如何委婉而友好地对待患者。在本章中，我们将探讨：①基础读写（literacy）和健康读写水平有限的影响；②察觉和解决患者读写水平有限的敏感方法；③药师可以对这些患者使用的沟通策略。本章最后提供了患者和医疗服务专业人员的相关资源列表。

## 定义和描述读写水平

国家扫盲研究所（NIFL）[3]一直是研究美国扫盲问题和支持解决这些问题举措的重要力量。该组织的一项重要举措是《国家扫盲法》，它将这个国家的读写能力定义为"个人的英语读、写和说的能力，计算和解决工作和社会所需的熟练程度的问题的能力，以实现自己的目标，并发展自己的知识和潜力"。

历史上，功能性读写能力被认为是基于所受教育的数量，用年级水平的等值来表示。近年来，特别是在1990年全国成人识字调查和2003年全国成人识字评估的基础上，有人提出年级水平可能不是衡量阅读理解能力的一个好指标[3-4]。有人提出了读写的四种水平：基础以下、基础、中等和熟练[5]。尽管如此，年级水平等级仍然普遍使用。所有美国人的平均阅读水平，在美国被称为功能性阅读水平是8年级。从这个角度来看，根据Microsoft Word中的Flesch-Kincaid统计功能，本章是11年级的水平。

全国成人识字调查估计，近9 000万美国成年人存在某种形式的文盲。文盲程度是在20世纪90年代末定义的。文盲是指完全不能读或写的人，阅读水平在5年级或5年级以下的人被认为是功能性文盲，能在5～8年级水平阅读的人被认为是边缘识字者，能在5～8年级水平读、写和理解的人被认为是低识字率的人[5]。

据估计，42%的美国人是功能性文盲，无法阅读报纸的头版。超过20%的美国成年人阅读水平低于5年级。对于医疗补助患者来说，他们的平均阅读水平是5年级或更低。美国老年人和城市里的少数民族中文盲的比例是其他人群的两倍[4, 6]。对于执业药师来说，需注意其患者读写水平有限的迹象，特别是在人群中被确定有读写障碍风险的部分患者。

## 读写水平有限如何影响健康和预后

一些研究人员已经研究了读写水平有限对患者预后的影响，这些发现对患者和医疗系统来说相当惊人，而且代价高昂。文化程度低的患者不仅更有可能拥有较低的医疗知识，而且更有可能有较高的慢性病发病率和住院率，并且使用的医疗保健服务更有限。

源于一项两所公立医院 2 659 名低收入门诊患者的研究结果显示，26% 的患者看不懂他们的预约单，47% 的患者看不懂空腹服药的书面说明，60% 的患者不理解同意书，还有 21% 的患者不理解 4 年级阅读水平的说明[7]。此外，文化程度低的成年人可能很难准确地阅读处方标签；不太可能进行巴氏涂片检查或血压检查；倾向于多吸烟、多喝咖啡、少运动、更频繁地在工作中受伤；倾向于在治疗选择方面做出不太知情的决定；倾向于招致更高的医疗费用；而且常常不知道从哪里开始与医生沟通，这会损害做出有效诊断和治疗决定的过程[8]。

读写水平有限的患者尤其难以管理复杂的慢性疾病，如人类免疫缺陷病毒感染和糖尿病。这对于人类免疫缺陷病毒尤其成问题，因为当患者不遵守药物治疗方案时，抗反转录病毒药物可能会产生耐药性。高效抗反转录病毒疗法显著提高了人类免疫缺陷病毒阳性患者的寿命和生活质量，其中包括复杂的"鸡尾酒疗法"，这需要近乎完美的依从性才能有效。对于糖尿病，大型纵向研究（例如，糖尿病控制和并发症试验和英国糖尿病前瞻性研究）已经表明，严格控制血糖可以显著降低严重并发症的风险，如视网膜病变、神经病变和肾病。严格控制血糖需要每天仔细注意复杂的自我保健行为：服用口服药物、给自己注射胰岛素或者两者兼而有之；用血糖仪监测；遵守饮食控制，这要求能够阅读食品标签；定期锻炼。很明显，受读写水平有限的患者在管理人类免疫缺陷病毒、糖尿病和其他慢性病方面处于不利地位，因此更可能出现悲剧的、可预防的结果。

根据最近的一项研究[9]，只有大约 10% 的药店主动尝试识别患者的读写障碍。这表明，药房正在错失战略机会，即对那些最需要教育的患者进行干预，对他们而言，治疗结果的改善可能非常巨大。可以为续配维持药物而定期看望患者，觉察患者读写能力有限的迹象，并准备好与表现出这些迹象的患者进行善意的沟通。

## 识别有读写障碍的患者

Weiss 和亚利桑那大学的同事们建议[10]，在初级保健中，读写能力的评估应该是患者入院时检查的"新的生命体征"。他们建议使用一种标准化的、经过验证的工具来检测读写障碍。在药房实践中，这在某些情况下并不实际。然而，在诊所或药学院环境中，或者在社区药房将患者纳入疾病管理服务（例如，糖尿病或哮喘管理）时，它可能是实用的。

有几种经过认证的来检验读写和医疗知识的措施。Weiss 团队开发了一种名为最新生命体征的仪器。其他已经被验证和更广泛使用的工具包括快速评估成人医学素养、成人功能健康素养测试的简短版本和广泛的成绩测验[8]。

有时患者会公开他们的读写水平有限，会公开告诉医务人员或请求帮助。其他患者可能是间接的，也可能使用微妙的暗示。例如，一个患者可能会找借口不去阅读别人给他的表格（例如，"我把眼镜忘在家里了"），可能会花很长时间去阅读提供的材料，或者可能会声明家里的亲戚或看护人是处理这些事情的人。一名药师说，他观察患者拿到书面材料后的反应。如果一个患者长时间地盯着手上的一个区域，而没有移动它，药师认为这可能是患者试图隐藏水平有限的迹象，因为一个有文化的患者自然会出于好奇或随着阅读的进展而自然地移动。另一位药师在一家普遍存在文化障碍的贫困诊所工作，他把一张信息表倒着递给患者，观察患者阅读时是否把它倒过来。

另一位药师说，当患者带着另一个人一起来的时候，这是一个提示，可以用来评估患者和看护者的读写水平有限。这名药师还报告说，当她拿着一份"棕色袋子"的药物评估报告时，她首先会询问患者的药物和剂量，以及他们服用的条件。如果患者有反应困难，但没有阅读标签，而是打开容器看药物，这可能是读写水平有限的迹象。

此外，患者使用民间俗语（例如，"有喜了"而不是怀孕，或"血糖有点高"而不是糖尿病）与他们的医疗服务人员交谈，可能表明语言读写水平有限。如果一个患者用蹩脚的英语和药师交谈，不管是母语还是非母语的口音，这都应该被认为是进一步探查读写水平有限的理由。

大多数患者可能会避免让他们的药师和其他医疗服务人员知道他们文化有限。我们都听过"知识就是力量"这句话。反之亦然：缺乏知识就是没有力量。当文化程度低的成年人避免承认自己的局限性或寻求帮助时，他们可能是出于避免面对随之而来的无能为力和脆弱的愿望。他们不想面对这种局限给他们带来的耻辱和尴尬[11]。最有可能他们一生的经历都因为他们的读写能力有限而被评判，他们可能不愿意在陌生人面前暴露自己的弱点。当药师意识到患者可能有读写障碍时，他或她应该谨慎地运用本书前几章讨论过的沟通技巧，如倾听、共鸣和自信，来评估这些障碍，并帮助患者找到最舒适的方式来接收必要的信息。

可以采取其他直接的和对话的方式来检测读写能力的局限性。在某些诊所里，患者可能被要求写一篇关于他们对一个与其病情相关的话题的感想。或者，可以要求患者告诉药师，医生给了什么指示。还可以询问患者处方瓶上的标签对他或她意味着什么，例如，"有些标签可能令人困惑，这个标签对您意味着什么？"[12]另一种策略是直接询问患者是否需要帮助阅读或理解医生所给的书面材料。

## 药师如何帮助患者

药师需要意识到一些有读写困难的患者会拒绝帮助。他们的骄傲可能使他们不愿意面对其局限。对于任何有抵触的患者，首要策略是立即的共鸣反应和对抵触的探究。

依赖护理人员或家庭成员的患者表现出所谓的"习得性无助"（learned helplessness）。他们更愿意扮演一个被动的角色，让另一个人来管理他们的健康信息和治疗决定。虽然这并非理想状态，但它可能是确保有读写障碍的患者获得所需信息的唯一可行选择。对于这样的患者，很有必要直接而坚定地要求与护理人员或家庭成员进行随访，特别是当患者有高危情况或服用治疗窗狭窄的药物时。下面的对话提供了一个例子。

药师：琼斯先生，请告诉我，你从我们给你的讲义中是否知道，当你在服用这种抗凝药物时，你应该避免吃什么食物？

顾客：我真的不喜欢处理那些讲义，不喜欢摆弄它。我女儿和我住在一起，给我做饭，安排我服药。她也去杂货店买东西。我会把讲义给她，让她来处理。

药师：琼斯先生，听起来你很乐意让你的女儿帮你控制病情。她愿意那样做真是太好了。讲义上关于食物的信息是控制病情非常重要的一部分。我想和你女儿谈谈，确保她有帮助你所需要的信息。你对此有什么看法？

患者：是的，可以。她在我们家做计划和烹饪，所以她应该拿到讲义并和你谈谈。

药师从患者对讲义的理解开始探究（讲义有关可能妨碍抗凝治疗的食品）。这个患者似乎不愿意自己去了解这些信息，而是听从他的护理人员。药师并没有陷入对峙，而是顺势而下，没有争辩；相反，药师首先认同了患者对其护理人员的满意。然后，他对这些信息的重要性保持自信，并使用"我"的口吻，以实事求是和不带评判的语气，表明他想把某些重要信息告诉给患者女儿。"我"的表达显示了信心和诚意，加强了信息的重要性。如果药师以间接口吻，患者可能会怀疑获得信息的重要性。药师以一个开放式的问题结束谈话，意思是告诉患者他是受人尊重的，并有权决定让药师联系他的护理人员。

倾听和共鸣的沟通技巧是与任何患者建立治疗联盟的基础。在提供卫生保健和相关信息的过程中，它们对帮助有读写障碍的患者保持自尊或"面子"尤为重要。有些药师可能需要有意识地做出决定，以保持一种不加评判的与患者相处和交流的方式。保持自信、信心和实事求是也很重要。自信对一些人来说会感到对抗性和不舒服，但对自信技巧的认识和实践（参阅第七章）可以帮助药师克服他或她的不适并获得信心。

一个医疗服务人员开始提供服务时，因他或她自己的焦虑，可能会对某个互动感到不适，他或她可能倾向于通过旁敲侧击、间接、使用回避性的语言和非语言信号来"软化"互动的基调，这使得医疗服务人员的不适和焦虑很容易被另一个人看到。此外，间接也可能被认为不真诚，造成不和谐，并可能侵蚀信任。那些通过非语言暗示和语调来直接和自信交流的人，他们诚实、体贴、自信，也值得信任。药师在下面的对话中做出的不适当和适当回应，说明了这些要点。在这种情况下，药师注意到患者一直茫然地盯着他刚给她的疾病管理手册。

## 对话 1

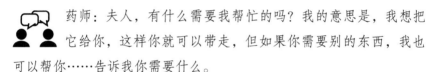

药师：夫人，有什么需要我帮忙的吗？我的意思是，我想把它给你，这样你就可以带走，但如果你需要别的东西，我也可以帮你……告诉我你需要什么。

患者：什么意思？你还能给我什么？他们不让我提前补充那种含氧药物……你能帮我吗？

药师：不，我是说我给你的资料。你可能读起来有点困难，所以我想你可能会……呃……想让别人读给你听吗？（带着质疑的语气）

患者（停顿了很久）：我要把它带走，我现在没有时间考虑它。

药师：但是，我需要确保你得到信息并理解它。

患者：我很好。（走开了）

## 讨论

该药师正在试图规避、解决患者的读写水平有限，这给患者带来了披露的负担，使情况变得更复杂。患者误解了药师的意图，因此可能不仅对误解感到尴尬，而且对认识到药师对其文化水平有限觉得不安而感到尴尬。药师和她争辩说他"需要"给她这些信息。药师的第一个错误是他间接接触患者的方式；他在陈述结束时使用填充词（"有点""有些""呃"）和一种不自信的、质疑的语气来揭示自己的不适。患者变得抗拒时，他选择和她争论，而不是顺势而下、专注于她的需求，这是他的第二次不恰当的回应。第三，他错过了一次共鸣回应的机会，而这种回应本可能修复信任和联系上的裂痕。当患者说她"就带走它"，他可以这样回答："史密斯夫人，看起来您很着急，也许我刚才的做法冒犯了您。我当然不想那么做。我想重新开始。我可以和您谈几分钟吗？来确保您了解关于这种药物您需要知道什么？"

## 对话 2

 药师：史密斯太太，我想确定我们已经给了您回家后处理药物所需的所有信息。你对我刚才给您的信息是怎么理解的？

患者：嗯，你说的是哪一部分？前面的还是后面的？

药师：看来似乎我把你弄糊涂了。我们能在这儿坐几分钟吗？我想和你一节一节地谈论一下，这样我就可以指出重要的部分，并对可能已经使你迷惑的任何内容作一解释。

患者：噢，那太好了。这样我就会知道什么是最重要的。

## 讨论

药师体现得直接又体贴，他最初探究患者的理解问题是自信的。探究完成了对患者读写能力的评估，同时也将理解的责任归结于药师而不是患者，从而避免了患者尴尬。患者的反应则是对读写水平有限的一种掩饰。患者关注的是一个笼统的问题（比如，药剂师指的是页面的正面还是背面），而不是医疗信息。这是一个危险信号，表明患者阅读或理解印刷材料的能力有限。

这位药师给出了一个适当的情感投入的反应；他不仅试着帮助患者感到被理解，而且把理解的责任放在自己身上，保护患者不必暴露她的弱点。药师也表现出对患者的尊重，主动提出在更私密的地方交谈，这样可以表达共鸣，因为他考虑到患者可能会因为自己的读写水平有限而感到尴尬。此外，药师应用开放式问题来询问她的理解，这让谈话不像审讯。他请求允许提供信息，这表明尊重患者选择接受信息的权利，维护她的自主权。那些感到无能为力的患者，如有读写水平有限的患者，可能需要维护他们的自主权；这有助于在关系中建立信任，目的是让患者感到安全。在未来某个时刻，直接提出读写水平的话题，提供有用的工具或资源，甚至讨论教育机会，都是安全的。初次接触可能是也可能不是与新患者接触这些主题的理想时机。

## 医疗知识局限的影响

在过去的 10 ~ 15 年，人们已经认识到，除了书面或口头文字的读写水平有限之外，低水平的医疗知识读写水平对一个人的健康也有着重大的负面影响。新的重点将放在解决医疗知识的局限性上。2004 年，美国医疗保健研究与质量局（AHRQ）、医学研究所和美国医学会都发布了关于医疗知识的研究报告。这些报告一致认为，美国人口中有很大一部分人没有必要的医疗知识技能，无法在当前医疗体系中实现最佳结果 [8, 13]。处理和使用医疗信息需要认知和社交技能，而许多患者可能不具备这些。根据这三份报告，多达一半的美国成年人可能缺乏在医疗环境中发挥最佳作用的必需技能，例如能够给儿童正确剂量的感冒药或能够解释知情同意书。此外，2003 年的全国成人读写能力评估显示，只有 12% 的美国成年人精通医疗知识，15% 的人（3 000 万成年人）的医疗知识低于基本水平 [14-15]。

美国卫生与公众服务部 2010 年健康人群倡议，将医疗知识定义为"个人获取、处理和理解做出适当医疗决策所需的基本健康信息和服务的能力"。患者可能会读、写和说英语，但缺乏认知或社交技能，无法在与医疗服务人员的互动中处理其含义。较低的医疗知识已被证明会导致更多的住院治疗、更高的医疗保健费用、更差的健康状况、更少了解如何管理疾病和药物、更少使用预防性医疗服务，以及在糖尿病、人类免疫缺陷病毒和哮喘方面明显较差的自我管理 [6, 14, 16-18]。医疗知识的局限影响患者以下能力：

- 浏览医疗保健系统，找到提供者和服务，填写表格，并与保险公司就受保服务或索赔进行谈判。
- 与医疗机构分享健康历史和其他个人信息。
- 参与疾病自我管理的必要行为。
- 理解概率和风险、数学计算（如胆固醇和血糖水平）、测量药物和评估食品包装上的营养标签等概念。

单凭教育并不能充分激励患者保持自我保健行为，但了解自己的疾病及其治疗是首要任务。对于医疗知识有限的患者，药师处于一种独特的地位，可以弥合接受照料与患者疾病或状况日常自我管理之间的差距。

## 解决医疗知识的局限性

药师可以使用"回授"方法来检查患者的理解能力。为了确保信息被听到并正确解释，患者需要用他或她自己的语言重述药师所说的话。这种重复也加强了患者的学习。当患者的理解不准确或不完整时，药师应温和地重复这些信息，直到患者能准确重复为止[14]。

使用回授方法的技巧如下：

- 用简单明了的语言总结患者需要做的事情。
- 使用讲义或书面小册子，最好带有插图或图形。
- 解释每种药物的用途（包括剂量、副作用和预期）。
- 确保患者知道书面说明在讲义中的位置。
- 检查是否理解。

药师可以用下面的方法开始检查患者是否理解：

"我想确定我没有遗漏任何应该告诉你的事情。请您重复一遍您要做什么，好吗？这样我就可以确定我已经把要点讲清楚了。"

这种表述是非评判的，也是顾全情面的，因为是药师而不是患者承担了学习的责任，它也没有引起人们对读写能力或医疗知识局限的关注。它允许患者获得他们需要的信息，而不会让他们对自己的局限性感到不适。这种方法在不确定患者是否有读写水平有限时很有用，特别是对尚未建立信任关系的新患者。

药师有足够时间采访患者的情况时，使用一系列开放式问题可以帮助评估患者对其疾病及其治疗的了解程度。例如，药师可能会对患者的健康知识进行如下调查：

1. 用你自己的话告诉我，得了这种病对你意味着什么？

2. 你对这种疾病的理解是什么？

3. 如果不治疗，你对会发生什么有怎样的理解？

4. 用你自己的话告诉我，你的药治疗这种疾病的目的是什么？

5. 你的医生还告诉你做什么其他的事情可以帮助治疗这种疾病？

患者的每一个回答都应该得到肯定，然后请求允许你提供更多的信息，如果你需要填补理解上的空白。例如：

"布朗太太，没错。你知道未经治疗的糖尿病会使你有视力障碍的风险，这很好。我可以和你分享一些额外的信息吗？如果糖尿病得不到治疗，可能会发生的健康风险？"

由于医疗知识局限在美国非常普遍，药师很可能会遇到一些患者，他们很聪明甚至受过高等教育，但他们对医疗相关问题的知识有限。为了避免违背患者的"能力面"（在第十六章所述），药剂师应该使用倾听、共鸣、开放式问题和自信来评估局限和提供信息。考虑下面的对话，当一个新患者有新的抗癫痫药物处方时，会发生什么？

## 对话 1

药师：库珀女士，这是你的处方。你知道怎么服用吗？

患者：是库珀博士！我是大学机械工程系的教授，虽然我从来没有服用过治疗任何慢性疾病的药物，但我确信我能想出吞下药丸的方法。

药师：嗯，好的。好吧，库珀博士，你知道你的测试结果一定是不正常的吗？因为你的医生给你开了这种药。我再怎么告诉你都不为过，你必须严格按照处方服药，否则你可能会癫痫大发作。你能不能坐在那边看一下包装插页，然后再到柜台来告诉我你对它的理解，这样我就可以帮你填补空白。

患者：我没有时间，我自己能搞清楚，我得走了。

## 讨论

很明显，患者被冒犯了，她在防御。最佳回应包括道歉和共鸣反应，然后再转移到手头的话题上。当患者表明自己的身份时，很明显，她受过良好的教育，并为此感到自豪；她还提到，这是她第一次服用治疗慢性疾病的药物。这位药师问了一个封闭式问题，"你知道怎么服用吗？"回答要么是，要么不是。如果真实的答案是否定的，那么患者可能会为了挽回面子而做出不诚实的反应，或者她可能会变得防御性，觉得受到的侵犯更少。然后这个药师以讲课的方式回应，显得居高临下。患者可能觉得自己被贬低了，她离开了药店，没有得到所需的信息和问题的答案。而且，这种遭遇也给患者带来了理解的负担。让我们来看看处理这种遭遇的更合适的方法。

## 对话 2

药师：我想确认一下我们是否已经提供了所有你需要的关于这种药物的信息。医生或护士告诉过你什么，它的用途，以及如何服用？

患者：当我听到检查结果不正常时，我非常震惊，可能别的什么都没有听到。我以前从来没有因为慢性疾病服用过任何药物，之前一直感觉很好。他们认为我有某种癫痫发作，医生告诉我必须服用这种药，以避免严重癫痫发作影响我的工作和开车。我是大学教授，有很多责任。我不能让我的健康问题干扰到日常生活和工作。

药师：听到这样的消息一定很令人不安和害怕。听起来你很担心这会影响你的生活。我可以和你分享一些关于服用这种药物如何给你一些安心和控制癫痫发作的不确定性信息吗？

患者：好的，是的。这将有所帮助。

## 讨论

　　药师对这个患者所知甚少，他试图用一个开放式的、不带评判性的问题来探究理解。患者的回答透露了她的一些情况。她很震惊，她害怕这种不确定性，她担心这将会影响她保持事业巅峰的能力。而且，她以前从来没有服用过治疗慢性疾病的药物，她感觉很好。她的话表明，她正在努力解决这个问题，并在寻求支持。她把自己的感受公开出来，表明她在寻求回应、安慰或理解。显然，药师的第一反应应该是共鸣。

　　患者的反应告诉我们，她很聪明，但在疾病和药物治疗方面经验有限。药师请求允许他提供有关药物的信息，以及如何帮助她解决其他问题，这是支持和尊重她的自主权的表现，不侵犯她的能力。药师没有使用消极的建议模式，以免产生更多抵抗和防御，而是提供支持性的信息，以帮助患者将药师视为她的医疗保健决策的资源或合作者。

## 对文化局限敏感的方法

　　药学实践设置可以采取一些一般策略，以期在遇到有潜在读写水平有限的患者时能更敏感、更关心、更尊重。这在已知为文化程度低的患者服务的环境中尤其重要（例如，医疗补助患者、城镇里少数民族患者和老年美国人）。第一个策略是在药房实践环境中采用对识字局限敏感的文化，包括培训所有工作人员明确沟通原则。药房工作人员可能需要进行意识培训，以避免使用医学术语（如"抗凝剂""口服降糖药""脂类"）和首字母缩写词，这些词虽然可以为工作人员节省时间，但不属于患者的词汇部分（例如，"OTC""prn""HDL""CMS"）。药师可能需要培训如何使用"简单的语言"，即用简单的日常用语，并用简明的词汇表达技术信息（例如，"防止血液聚集的药物、防止血糖升高的药物"）。

　　此外，修改书面材料也可能有用。标签和插页可以修改为使用简单的语言和格式，首先显示最重要的点。这种修改还包括将复杂的信息分解成更小、更简单的语句。此外，以当地居民常用的语言在药房提供的材料和标志中也可被加以利用。特别是指示牌，它能让你很容易知道哪里是入口、开处方和取药。视觉指南（如图片或图形）也可以提供帮助。标识和印刷材料应该有大量的空白，这样文化有限的读者就不会被文字压垮[19]。

## 有用的资源

许多工具和资源可用于解决医疗保健过程中患者读写水平有限的问题，包括药房实践。美国医学研究所、美国卫生与公众服务部疾病预防和健康促进办公室、美国医疗保健研究与质量局（AHRQ）和其他组织正在开展有关医疗素养的研究。他们的网站为医疗服务人员和患者提供了丰富的内容和免费资源。例如，AHRQ 提供了一个免费用于分析药房实践环境和工作人员的技能的工具，以确定哪些需要进行更改，以提高解决患者读写水平有限的效率和敏感性[19]。AHRO 还资助了一些项目，例如有限识字的药学干预（pharmacy intervention for limited literacy，PILL），该项目使用"3P"方法来提高药物依从性（如电话提醒、受过读写敏感沟通技巧培训的药师、使用图片和图形来组织患者药物的剂量和时间安排的药片卡）[20]。其他研究正在探索如何使用视觉线索，以便为文化程度有限的患者提供所需信息[8, 16, 21]。

有几家公司正在开发帮助有识字问题的患者设备，基于网络的资源，使患者可以在监护地点的用户友好型信息亭中获得这些资源。使那些读写水平有限的人更容易使用资源的方法包括：

- 在文本中添加视频或音频。
- 包括互动功能。
- 在材料的各个部分使用标准化的导航过程。
- 组织以尽量减少搜索和滚动的需要。
- 使复杂的信息成为那些想要搜寻它的人的导航选项[14]。

国家扫盲研究所（NIFL）为专业发展提供在线论坛，涵盖评估、健康素养、技术和工作场所识字敏感性等主题。许多市县都有教育文盲和文化程度低的人群阅读的项目；有关这些非营利项目的信息可以通过当地政府机构找到。表 17-1 列出了更多的资源，用于了解存在健康素养局限的患者，并帮助这些患者获得他们需要的帮助。

### 表 17-1　医疗知识资源与读物

Agency for Healthcare Research and Quality health literacy resources
(www.ahrq.gov/browse/hlitix.htm)

Clear Health Communication Initiative (Pfizer)
(www.clearhealthcommunication.com)

Harvard School of Public Health (www.hsph.harvard.edu/healthliteracy)

National Institute for Literacy and Catalyst newsletter (www.nifl.gov)

Partnership for Clear Health Communication Ask Me 3(National Patient Safety
Foundation) (www.askme3.org)

ProLiteracy (www.proliteracy.org)

US. Department of Health and Human Services, Health Literacy Improvement
(www.health.gov/communication/literacy/default.htm)

OSBORNE H. Health Literacy from A to Z: Practical Ways to Communicate Your
Health Message. Boston: Jones and Bartlett,2005.

SCHWARTZBERG J G, VANGEEST J B, Wang C C , et al .Understanding Health
Literacy:Implications for Medicine and Public Health. Chicago: American Medical
Association Press, 2005.

ZARCADOOLAS C, Pleasant A F, Greer D. Advancing Health Literacy. San
Francisco: Jossey-Bass,2006.

## 总结

识字不多、文盲或医疗知识局限的患者是最需要药师关爱支持的人。在提供有关疾病和药物的教育时，药师应确保患者了解他们为什么服药以及正在治疗的情况，并知道如何正确服药。药师还应该探索患者其他健康行为或生活方式方面的问题，以帮助管理他们的医疗状况。

了解患者文化水平有限对医疗结果的影响，了解文化水平有限风险最大的患者群体，并保持警惕，发现这种局限性，是确保所有患者都能从信息中获得优势的关键，这些信息能使他们更好地照顾自己的健康，提高生活质量。药师使用一种关怀的、非评判性的方法会向患者传达支持和信任，这将有助于他们对自己的健康负责，而能够接收和理解与健康相关的信息是负责的第一步。

## 问题与思考

1. 识字技能或局限与医疗服务的使用、成本和结果有何关系？以及它们与不同种族或年龄的健康结果的差异有何关系？

2. 为什么你认为只有 10% 的药店会主动评估患者的文化水平，而药师在满足患者的信息和健康教育需求方面处于独特的可相处的位置？

3. 健康读写能力的局限比基本读写能力的局限更为普遍。这表明，近 90% 的患者在健康知识方面并不精通。你会采取什么行动来确保你的患者了解他们的药物和疾病？

4. 既然读写能力的局限对于读写水平有限的患者来说是一个敏感的话题，为什么自信在应对这些患者时会很重要？一个自信的回应是否会让患者感到对抗？

5. 你估计你在怎样的一个阅读水平上与患者交流？你可以在自己的词汇表中简化哪些单词和短语来解决这个问题？

## 参考文献

[1] COTUGNA N, VICKERY C, CARPENTER-HAEFELE K. Evaluation of literacy level of patient education pages in health-related journals. J Comm Health, 2005, 30(3): 213-219.

[2] KAVOOKJIAN J, SCOTT V. Raising student awareness to potential communication limitations with low-literacy patients. Am J Pharm Educ,2003, 67:751A.

[3] www.nifl.gov. Accessed October 6,2008.

[4] ProLiteracy America. U.S. adult literacy programs: making a difference. (2008-10-06)

[2020-09-18].http://proliteracy.org/NetCommunity/Document.Doc?id=18.

[5]　KIRSCH I, JUNGLUT A, JENKINS L, et al. Adult literacy in America: a first look at findings of the National Adult Literacy Survey. Washington，DC: National Center for Education Statistics, U.S. Department of Education,1993.

[6]　KUTNER M, GREENBERG E, JIN Y, et al. The health literacy of America's adults: results from the 2003 National Assessment of Adult Literacy (NCES2006-483). Washington，DC: National Center for Education Statistics, U.S. Department of Education, 2006.

[7]　WILLIAMS M, PARKER R M, BAKER D W, et al. Inadequate functional health literacy among patients at two public hospitals. JAMA,1995, 274(21):1677-1682.

[8]　DEWALT D A, BERKMAN N D. SHERIDAN S, et al. Literacy and child health outcomes: a systematic review of the literature. J Gen Intern Med,2004, 19:1228-1239.

[9]　PRASKA J L, KRIPALANI S, SERIGHT A L, et al. Identifying and assisting low-literacypatients with medication use: asurvey of community pharmacies. Ann Pharmacother,2005, 391:1441-1445.

[10]　WEISS B D, MAYS M Z, MARTZ W, et al. Quick assessment of literacy in primary care: the newest vital sign. Ann Fam Med,2005, 3(6):514-522.

[11]　PARIKH N S, PARKER R M, NURSS J R, et al. Shame and health literacy: the unspoken connection.Patient Educ Couns,1996, 27(1):33-39.

[12]　DAVIS T C, WOLF M S, BASS P F, et al. Low literacy impairs comprehension of prescription drug warning labels. J Gen Intern Med,2006, 21(8):847-851.

[13]　NIELSON-BOHLMAN L, PANZER A, KINDIG D, et al. Health Literacy: A Prescription to End Confusion. Washington, DC: National Academies Press,2004.

[14]　U.S. Department of Health and Human Services. Quick guide to health literacy fact sheets, strategies, resources. (2008-06-06)[2020-09-20].www.health.gov/communication/literacy/quickguide.

[15]　RUDD R E, RENZULLI D, PEREIRA A, et al. Literacy demands in health care settings: the patient perspective. Understanding Health Literacy:Implications for medicine and public health, 2005: 69-84.

[16] SPEROS C. Health literacy: concept analysis. J Adv Nurs,2005, 50(6):633-640.

[17] WOLF M S, GAZMARARIAN J A, BAKER D W. Health literacy and functional health statusamong older adults. Arch Intern Med,2005, 165(17):1946-1952.

[18] Council of State Governments. Health literacy tool kit. (2008-10-06)[2020-09-20].www. csg.org/pubs/Documents/ToolKit03Healthliteracy.pdf.

[19] JACOBSON K L, GAZMARARIAN J A,KRIPALANI S. et al. Is our pharmacy meeting patients' needs? A pharmacy health literacy assessment tool: user's guide (prepared under contract No. 290-00-0011 T07). AHRQ Publication No. 07-0051. Rockville,Md: Agency for Healthcare Research and Quality,2007.

[20] Health Literacy (Program Brief). AHRQ Publication No. 07-P010. Rockville, Md: Agency for Healthcare Research and Quality,2007.

[21] KRIPILANI S, ROBERTSON R, LOVE-GHAFFARI M H, et al. Development of an illustrated medication schedule as a low-literacy patient education tool. Patient Educ Couns,2007, 66(3):368-377.

# 索引